CONTRIBUTIONS A L'ÉTUDE

DES

COMPLICATIONS

POST-OPÉRATOIRES

DE L'APPENDICITE

PAR

J. COCHOT

DOCTEUR EN MÉDECINE DE LA FACULTÉ DE PARIS

Né à Montiéramey (Aube)

IMPRIMERIE DES THÈSES
DE LA
FACULTÉ DE MÉDECINE DE PARIS
OLLIER-HENRY
11 ET 13 RUE DE L'ÉCOLE-DE-MÉDECINE
PARIS

1898

A Monsieur Aimé Gaston Courtillier

Hommage de vieille amitié
et souvenir cordial

La Ferté Gaucher 2 mai 88

A. Vachez

CONTRIBUTIONS A L'ÉTUDE

DES

COMPLICATIONS POST-OPÉRATOIRES DE L'APPENDICITE

1 CT.

CONTRIBUTIONS A L'ÉTUDE

DES

COMPLICATIONS POST-OPÉRATOIRES DE L'APPENDICITE

PAR

J. COCHOT

DOCTEUR EN MÉDECINE DE LA FACULTÉ DE PARIS

Né à Montièramey (Aube)

IMPRIMERIE DES THÈSES
DE LA
FACULTÉ DE MÉDECINE DE PARIS
OLLIER-HENRY
11 ET 13 RUE DE L'ÉCOLE-DE-MÉDECINE
PARIS

1898

A MES PARENTS

A MES AMIS

A MES MAITRES

A MON CHER MAITRE

MONSIEUR LE DOCTEUR DEMOULIN

Chirurgien des Hôpitaux

A MON PRÉSIDENT DE THÈSE

MONSIEUR LE PROFESSEUR TILLAUX

Membre de l'Académie de Médecine

Commandeur de la Légion d'honneur.

PRÉFACE

Nous avons pu suivre, avec M. le docteur Demoulin, à l'hôpital Tenon, un malade atteint de fistule consécutive à une opération d'appendicite, M. le docteur Demoulin attira notre attention sur ce fait, nous engagea à faire des complications post opératoires de l'appendicite le sujet de notre thèse et nous guida dans notre travail.

Nous l'en remercions vivement, et lui exprimons nos plus vifs sentiments de reconnaissance pour l'accueil bienveillant qu'il nous fit dans son service pendant notre séjour à la Faculté de Paris.

Nous remercions également M. Pierre Delbet, professeur agrégé, des conseils qu'il nous a donnés, MM. Rochard, chirurgien des hôpitaux de Paris et Monnier, chirurgien d l'hôpital Saint-Joseph, des observations qu'ils nous ont communiquées.

Nous n'oublions pas les bonnes leçons que nous avons reçues de nos maîtres de l'École de Reims, et nous leur adressons l'expression de notre profonde gratitude, ainsi qu'à tous ceux qui, pendant nos études, nous ont suivi avec sympathie.

Nous adressons nos respectueux remercîments à M. le professeur Tillaux pour le grand honneur qu'il a bien voulu nous faire en acceptant la présidence de notre thèse.

INTRODUCTION

L'appendicite est une question qui, depuis quelques années, a attiré l'attention de tous les chirurgiens. De nombreux et importants travaux ont été publiés sur ce sujet. Nous ne nous sommes pas proposé, dans ce modeste opuscule, d'en faire la synthèse, mais d'étudier un point très particulier et très limité du traitement de l'appendicite : les complications post-opératoires et particulièrement les complications éloignées.

Les discussions qui ont eu lieu depuis 1895, à la Société de Chirurgie, ont établi que les appendicites traitées médicalement et qui guérissaient étaient en petit nombre. On avait pu observer des rémissions très longues, de plusieurs mois, voire même de plusieurs années; mais, souvent, des récidives survenaient après la première attaque, récidives dont les unes emportaient le patient et dont les autres lui faisaient courir, pour le moins, un grave danger. Et la Société de Chirurgie concluait qu'il y avait toujours lieu d'opérer une appendicite; mais quand devait-on pratiquer l'opération? Pour les uns, c'était le plus tôt possible, aussitôt le diagnostic fait; pour les autres, il était préférable de se contenter d'une expectation armée et de se tenir prêt à agir à la moindre alerte; pour d'autres enfin, le mieux était de traiter médicalement l'appendicite jusqu'à ce que les phénomènes aigus fussent disparus et d'opérer le malade à froid.

La plupart des chirurgiens s'étaient arrêtés à la règle suivante : opérer l'appendicite avec septicémie péritonéale ou péritonite généralisée le plus près possible du début, l'appendicite avec péritonite localisée au bout de 24 ou 48 heures si le traitement médical n'a pas amené une amélioration de l'état du sujet qui permette d'attendre pour opérer à froid, moment qu'il faudra toujours choisir lorsque la marche des accidents aura permis de temporiser.

Lorsque, appelé près d'un patient, le chirurgien a décidé une intervention soit à chaud, soit à froid, lorsque l'opération a eu lieu et qu'elle a été bien conduite, que va-t-il se passer ? D'une manière générale, on peut dire que les résultats sont heureux, puisque la mortalité dans les cas d'appendicite a diminué dans des proportions considérables depuis qu'on traite chirurgicalement cette affection et si Giemssen et Kussmaul ne donnaient dans les cas de péritonite localisée traitée par l'expectation que 10 morts sur 80 cas, Grisolle en signalait 5 sur 7.

Les résultats sont variables suivant que l'appendicite a été opérée à chaud ou à froid, suivant les formes d'appendicite, suivant que l'appendice a été réséqué ou non, suivant l'état du malade et aussi, il faut bien le dire, l'habileté du chirurgien.

Dans les cas de perforation de l'appendice avec septicémie péritonéale ou de gangrène de l'appendice avec péritonite généralisée, l'opération n'a pas donné de brillants résultats.

M. Demoulin (1) recherchant ce qu'ont donné les interventions dans les cas de péritonite généralisée, a pu réunir diverses statistiques qui lui ont fourni les chiffres que voici :

Tuffier et Hallion...	19 cas	9 guérisons	10 morts
Guérin.............	31 —	10 —	21 —
Jacob...............	7 —	1 —	6 —
Richardson........	32 —	9 —	23 —
Au total........	89 cas	29 guérisons	60 morts

Soit une proportion de 3 pour 100 de guérisons, de 68 pour 100 de mortalité.

Et il ajoute : « Il y aurait donc un tiers de guérisons. Cette proportion est certainement trop élevée, car beaucoup de cas de mort, après l'intervention, ne sont pas publiés ; mais, serait-elle moitié moindre, dix fois plus petite, l'opération n'aurait-elle donné qu'un seul succès, que le devoir du chirurgien est

(1) Demoulin. *Exposé des titres et travaux scientifiques*, p. 38.

d'intervenir, puisque la mort est certaine si on abandonne le malade à lui-même ».

Dans les cas d'appendicite avec péritonite aiguë localisée et et suppuration circonscrite, d'appendicite simple sans perforation, d'appendicite chronique avec crises aiguës à répétition, depuis que la méthode antiseptique est appliquée dans toute sa rigueur, les succès sont nombreux, les résultats merveilleux et encourageants et si la statistique de Noyer, dans les cas de péritonite localisée ne donne que 80 pour 100 de guérisons, celle de Burck en donne 13 sur 13.

Lorsque le chirurgien a pu intervenir assez tôt, le malade est presque toujours sauvé ; et la guérison complète, sauf quelques cas rares est le résultat de l'intervention.

Tout n'est pas dit, néanmoins, quand on a opéré une appendicite ; et le malade guéri momentanément, quant à la vie, peut présenter,consécutivement à l'opération, faite soit à chaud, soit à froid, des complications de plusieurs ordres.

Bien qu'on ait vu quelquefois des résections de l'appendice à froid suivies de mort, les accidents sont plus fréquents dans le premier de ces cas, ce qui se conçoit facilement, les systèmes veineux et lymphatique, par l'intermédiaire desquels se propage l'infection puisant ici les produits septiques dans un foyer purulent, inconvénient qui n'existe pas quand l'acte opératoire porte sur un organe presque sain ou ne renfermant que quelques rares foyers intraappendiculaires dont il est relativement facile de débarrasser l'individu.

Parmi les accidents dont nous allons parler, et qui, à cette seule différence près, qu'ils sont plus fréquents dans les opérations d'appendicite à chaud sont les mêmes dans les deux cas, les uns peuvent emporter le patient comme les péritonites généralisées ou les suppurations à distance, les autres, comme les récidives vraies ou fausses, ramènent le malade aux dangers d'une première attaque ; d'autres enfin, comme les fistules et les éventrations apportent une gêne dans son existence ou créent chez lui un état d'infériorité physique. Les uns sont immédiats, les autres éloignés.

Dans un premier chapitre, nous passerons successivement en revue, sans nous y arrêter longtemps les complications qui peuvent se présenter après l'opération. Dans les chapitres suivants, nous étudierons surtout ceux de ces accidents qui, quelle que soit l'époque de leur apparition, persistent longtemps après l'opération et nécessitent de nouvelles interventions.

Complications Post-Opératoires

DE L'APPENDICITE

Les opérations d'appendicite ne conduisent pas toujours directement à une guérison exempte d'accidents et les complications qui peuvent survenir, consécutivement, sont variables suivant que l'intervention a eu lieu à froid ou à chaud, suivant que l'appendice a été réséqué ou laissé en place, suivant les formes de la maladie, l'habileté du chirurgien et l'état préalable de l'individu.

Nous dirons, à ce propos, que la grossesse ne semble pas augmenter les risques opératoires. La mortalité maternelle de 31.7 pour 100 donnée par Jarca (1) pour les différentes formes et celle de 51 pour 100 des enfants qui naissent à terme ou près du terme semblent plutôt devoir être attribuées à l'appendicite elle-même qu'à l'intervention. Ces faits résultent de la comparaison des statistiques qui ont permis d'établir les chiffres de mortalité ci-dessus et qui prouve que, lorsqu'on n'opère pas, le nombre des morts est beaucoup plus considérable dans les cas de grossesse que dans les autres.

Au point de vue des avortements qu'il est difficile de mettre sur le compte de l'intervention plutôt que sur celui de la maladie, on a remarqué qu'ils se produisaient d'autant moins que cette intervention était plus éloignée du terme de la grossesse.

(1) Jarca, *th. de Paris*, in 1898.

Ceci étant dit, nous diviserons les accidents post-opératoires de l'appendicite en accidents *généraux* immédiats et en accidents locaux, ces derniers pouvant être immédiats ou éloignés.

Dans le premier groupe nous rangerons :

a. des accidents septiques qui sont :

1° L'infection généralisée ou septicémie péritonéale diffuse :

2° La péritonite généralisée ;

3° La péritonite à forme polyenkystée de Nélaton ;

4° Des abcès à distance dans le foie, le rein, la rate, le poumon, le cerveau ; les pleurésies purulentes ;

5° La méningite tuberculeuse ;

6° La phlébite ;

7° La parotidite ;

b des accidents toxiques qui sont :

1° Les vomissements chloroformiques ;

2° L'intoxication iodoformique.

L'infection généralisée ou septicémie péritonéale complique presque toujours l'appendicite *opérée* lorsqu'elle existait avant l'opération et, dans ces cas, c'est plutôt un processus qui continue qu'une complication qui suit :

La terminaison de cette forme est toujours la mort et beaucoup de chirurgiens conseillent l'abstention; d'autres, au contraire, recommandent l'intervention aussi hâtive que possible, considérant qu'il peut y avoir là, pour le malade, encore une chance de salut, et attribuant les nombreux échecs observés à une action trop tardive.

M. le Professeur Dieulafoy dit, *à* ce propos, dans la leçon 16 des cliniques de l'Hôtel-Dieu. « Dès le début, avant l'éclosion des lésions péritonéales, la toxi-infection appendiculaire est là, menaçante ; aveugle qui ne la voit pas, et qui, confiant dans les formules surannées de typhlite et de colique appendiculaire se paie de mots et temporise, alors qu'il faudrait agir. »

Nous pourrions répéter, pour la péritonite généralisée, ce que nous venons de dire pour la septicémie péritonéale ; mais la péritonite généralisée peut aussi apparaître après l'intervention ; elle est ordinairement due à des manœuvres intempestives qui ont pour but la résection de l'appendice à quelque prix que ce soit. Les adhérences qui forment les parois de l'abcès sont rompues ; le pus fait irruption dans le péritoine et à une péritonite, primitivement localisée, succède une péritonite généralisée. On a même rencontré des cas de péritonite généralisée consécutivement aux résections de l'appendice à froid, qui peuvent être suivies, quelquefois aussi, de septicémie péritonéale.

Ces cas sont excessivement rares et William Bull, dans une statistique rapportée par Damaye (1) fait mention de 8 cas de mort consécutifs à l'appendicectomie à froid. Sur ces 8 cas, on en trouve 2 par septicémie (1 de Feanger et 1 de Mac-Burney) 3 par péritonite septique (Senn, Wyeth et Bull). Un autre cas de septicémie consécutif à l'opération à froid est rapporté par Duncan dans le journal médical d'Edimbourg (août 1893). Il y a tout lieu de croire que, dans ces cas, la complication post-opératoire est due à une faute commise pendant l'opération, et que le péritoine a été infecté, soit par les pièces de pansement, soit par les mains du chirurgien ou de ses aides, soit par le moignon appendiculaire non oblitéré, ce qui place le malade dans les conditions de l'appendicite perforante et peut donner lieu à une septicémie péritonéale.

La péritonite à forme polyenkystée de Nélaton est une forme particulière de péritonite appendiculaire qu'on peut rencontrer d'emblée ; mais, bien qu'elle affecte une physionomie spéciale que Nélaton a bien mise en relief, elle est parfois méconnue. L'ouverture de l'abcès appendiculaire n'amène pas dans ce cas de sédation des phénomènes généraux ou ne donne qu'une amélioration très passagère. En examinant alors de nouveau le malade avec soin, le chirurgien peut parfois reconnaître dans le péritoine la présence de nouveaux abcès ; mais nous devons dire que le diagnostic de ceux-ci est parfois impossible.

Nous avons considéré jusqu'à présent ces abcès comme étant préexistants à l'acte opératoire, mais lorsqu'à lieu l'intervention, il peut arriver qu'une seule de ces collections existe, ordinairement dans la fosse iliaque droite, quelquefois dans la fosse iliaque gauche, et que les autres ne se forment que successivement. L'évolution du processus septique n'est pas le même dans tous les cas : si tout le système lymphatique abdominal est pris d'emblée, on aura des abcès plus ou moins nombreux qui pourront se limiter et se localiser en différents endroits ; si

(1) Damaye, *(in. th. Paris. 1895)*.

au contraire, ce système n'est pris que d'une façon progressive, les différentes collections n'apparaîtront que successivement et leur apparition pourra suivre l'ouverture du foyer iliaque. Monsieur Pierre Delbet nous a signalé un cas dans lequel, après l'intervention classique, il avait vu survenir une collection purulente de la fosse iliaque gauche quelques jours plus tard. L'ouverture de cette collection amena la guérison.

Lorsque la tunique vaginale est encore en communication avec le péritoine, elle peut participer au processus inflammatoire et l'on observe alors une vaginalite suppurée.

S'il se forme des abcès dans le péritoine, au cours d'une appendicite, il peut également s'en former dans tout l'organisme. Achard et Berthelin (1) ont particulièrement étudié ceux qui siégeaient dans le foie, Piard (2) a montré qu'il pouvait en exister dans les autres organes.

Au moment de l'intervention, ces abcès peuvent être collectés et néanmoins méconnus; mais, ils peuvent également prendre naissance après l'intervention; et leur existence dépend tout simplement de l'état des systèmes lymphatique et veineux au moment de l'opération.

Le système véneux portal qui a une partie de ses origines à l'appendice peut être atteint de pyléphlébite qui va jusqu'au foie et donne naissance, consécutivement, aux abcès observés. Les lymphatiques abdominaux sont en rapport avec ceux de la plèvre; ces derniers peuvent s'infecter, même après l'opération et donner des pleurésies purulentes. D'autres abcès ont pu être observés dans les mêmes circonstances, au foie, au rein, au cerveau, au poumon; ils se forment, le plus souvent, par la voie veineuse.

Lorsqu'une appendicite est opérée chez un tuberculeux, le choc opératoire peut donner lieu à une méningite tuberculeuse et M. Monod (3) en a rapporté un cas.

« Dauborn (4) signale la parotidite douloureuse chez un enfant de 11 ans, opéré pour appendicite.

(1) Berthelin. *th. de Paris,* 1895.
(2) Piard. *th. de Paris,* 1896.
(3) Monod. *Sc. de chirurgie,* 3 oct. 1891, p. 697.
(4) Dauborn. *loc cit. par Kouindjy, 1re th. Paris,* 1898

Les phlébites des membres inférieurs sont des complications qu'on rencontre assez fréquemment chez les opérés d'appendicectomie. Chez un malade de M. Quénu, opéré par l'auteur à Saint-Jean-de-Dieu pour appendicite avec résection du diverticule appendiculaire, on constate, trois semaines après l'intervention, une phlébite de la veine fémorale. Chez ce même malade il se déclara, dix jours après, une douleur vive de la fosse iliaque gauche, avec formation d'un abcès, qu'on ouvrit par une incision parallèle à l'arcade crurale. Le même chirurgien constata la phlébite consécutive à l'appendicectomie chez un autre opéré. Jalaguier a noté la phlébite chez deux de ses opérés; une fois après l'intervention, et une autre fois avec début avant l'opération ». (Kouindjy) (1).

D'autres accidents, d'origine réflexe, ont été observés : les plus fréquents sont le péritonisme et la rétention d'urine ; mais ces accidents se rencontrent aussi souvent dans les autres laparotomies et ne sont pas spéciaux aux opérations d'appendicite.

Nous en dirons autant des accidents toxiques : vomissements dûs au chloroforme, et intoxication iodoformique qui peuvent se rencontrer dans toutes les autres opérations.

Indépendamment des accidents généraux que nous venons de signaler, de nombreux accidents locaux peuvent se rencontrer chez les opérés d'appendicite. Ces complications sont variables par leur nature et leur fréquence suivant que l'opération a eu lieu à froid ou à chaud et suivant que, dans l'un et l'autre cas, l'appendice a été réséqué ou laissé en place.

Lorsque l'opération est faite à froid, elle a toujours pour but la résection de l'appendice puisqu'il n'y a pas, à ce moment, d'abcès à ouvrir. Quelques chirurgiens drainent encore, après cette résection. Mais, cette méthode expose aux éventrations et beaucoup d'opérateurs, entre autres M. Pierre Delbet, sont d'avis, après l'énucléation du processus vermiculaire de refermer totalement le ventre par une suture à 3 ou 4 plans. Dans ces cas de réunion par première intention, l'éventration est presque toujours évitée, quel que soit le procédé employé. C'est celui de Jalaguier qui donne les meilleurs résultats. Il a sur tous les autres l'immense avantage de séparer les deux lignes

(1) Kouindjy, *loc. cit. in thèse*, Paris. 1878.

de faible résistance des sutures par le plan musculaire solide et continu du muscle grand droit.

Lorsqu'on emploie l'incision de Roux, l'on n'a pas l'avantage précédent et Reclus recommande, pour éviter les éventrations, de faire l'incision le plus près possible de l'arcade crurale.

Les fistules sont possibles également dans ces cas; elles peuvent être dues à un fil de soie qui suppure sur l'appendice ou dans les plans, à une résection incomplète de l'appendice, à une destruction imparfaite de la muqueuse, à une invagination insuffisante du moignon. C'est le cas d'un malade de M. Rochart, mentionné par M. Demoulin dans sa communication au Congrès de Chirurgie du mercredi 17 octobre 1898.

Chez ce malade, l'appendice avait été incomplètement réséqué.

Lorsque l'opération est faite à chaud, il est toujours impossible de faire une réunion complète par première intention. La majorité des chirurgiens, d'accord sur la marche à suivre, draine avec la gaze iodoformée, ou un tube de caoutchouc, ou encore les deux réunis, après avoir fait, à la partie la plus élevée de la cicatrice, quelques points de suture qui limitent la plaie et permettent l'écoulement des liquides dans la partie la plus déclive.

A partir de l'instant où l'on a drainé, la plaie peut se comporter de façons bien différentes : dans les cas heureux, la cicatrisation se fait rapidement et le malade est définitivement guéri, ou bien il n'éprouve d'autres inconvénients qu'un peu de rétention d'urine ou d'obstruction intestinale passagère due à la paralysie de l'intestin, d'origine réflexe.

D'autres fois, les suites opératoires sont d'abord aussi favorables que précédemment; puis, tout à coup, du 3e au 9e jour, on voit apparaître une suppuration abondante. La suppuration peut être due à l'apparition d'une fistule stercorale qui vient infecter la plaie. Les fistules précoces, dont la durée dépasse rarement quelques mois, peuvent porter sur le cæcum ou sur l'appendice. Dans le premier cas, elles reconnaissent comme cause une ulcération qui peut se faire de dedans en dehors, surtout dans les cas d'appendicite tuberculeuse et d'une manière générale, d'appendicite ulcéreuse, ou de dehors en dedans, par contact prolongé des pièces de pansement et particulièrement de la gaze iodoformée (cas de Poncet et Jaboulay).

La perforation du cæcum peut encore être due à la gangrène de ses parois lorsque celles-ci participent au processus inflammatoire de l'appendice détruit par la streptocoque ou le colibacille.

L'origine de cette fistule stercorale précoce au lieu d'être cæcale, peut être appendiculaire lorsque le fil est tombé et que l'appendice, d'abord oblitéré, s'est ouvert à nouveau.

Dans d'autres cas, c'est dès le début que la cicatrisation est lente. Ce retard de la guérison peut être dû à une rétention septique du début : rétention de matières fournies par une fistule ou de pus. Cette rétention est due à un accolement de la mèche de gaze ou à l'oblitération du drain. Elle pourra être évitée par la simple surveillance du malade.

Cet acheminement lent vers la guérison peut tenir aussi à un état général mauvais quand l'organisme est trop infecté. L'on peut alors observer un retard simple, avec quelques fongosités ou des indurations dans les cas de tuberculose et d'actinomycose, ou un retard compliqué de gangrène des lèvres de la plaie comme dans un cas de M. Quénu. M. Blanquinque (1), chirurgien de l'Hôtel-Dieu de Laon, a observé une plaie recouverte au bout de deux jours d'un enduit grisâtre de sphacèle disparaissant en quelques jours et répandant une odeur de gangrène dans l'appartement.

Dans un autre cas de M. Poirier, la chute des plaques de gangrène détermina l'ouverture de la veine circonflexe iliaque, qui fut suivie d'une hémorragie rapidement mortelle.

Ces gangrènes peuvent aussi se faire à distance et l'eschare sacrée a été observée.

D'autres fois, l'état général est bon ; mais la cicatrisation est retardée dès le début par une suppuration abondante de cause locale ; cette cause peut être profonde lorsqu'il s'agit d'une fistule stercorale au premier jour due à une blessure du cæcum qui peut rester inaperçue au cours de l'opération.

Quand l'appendice n'a pas été réséqué, la purulence peut être entretenue dans la plaie par un calcul comme dans un cas de M. Demoulin, par un corps étranger, épingle, grain de plomb, haricot, pièces de pansement, par des débris de l'ap-

(1) Blanquinque, *loc. cit. Journal des Praticiens*, 23 avril 1898.

pendice sphacélé, qu'il soit détaché ou non, par un appendice tuberculeux ou actinomycosique.

Quand l'appendice a été réséqué, la purulence peut être due à un fil infecté dans la suture du moignon appendiculaire ou le moignon lui-même, lorsque la muqueuse n'est pas complètement détruite ou complètement invaginée. Si la partie de la muqueuse libre dans la plaie est le siège d'une ulcération, il y a formation de pus véritable, s'il y a simplement folliculite lymphatique, cette dernière donne lieu à une hypersécrétion d'un liquide louche fourni par les glandes de la muqueuse appendiculaire.

Lorsque la plaie primitive a été réunie par quelques points de suture, la suppuration observée peut être de cause superficielle, due à l'infection des fils qui rétrécissent l'incision ou à un phlegmon des parois. Consécutivement à ces suppurations d'origine superficielle, les sutures se désunissent presque toujours et la plaie reprend ses dimensions primitives.

On peut encore observer des érythèmes médicamenteux qui s'étendent à une assez grande distance du foyer opératoire. Ces érythèmes sont dus à l'irritation des téguments produite par la gaze iodoformée (cas de Rioblanc).

Supposons maintenant que la cicatrisation se fasse d'une façon normale, le patient n'est pas toujours exempt d'autres inconvénients indépendants de l'état du foyer. Il peut accuser au niveau du cæcum des douleurs dues à de la typhlite d'origine septique; l'agent de cette infection, étant ordinairement le même que celui de l'appendice (bacille de Kock, actinomycose, coli bacille, streptocoque. La typhlite coli-bacillaire cède presque toujours rapidement à l'action d'un purgatif qu'on peut administrer 5 à 6 jours après l'opération. Mais ces douleurs peuvent être dues à des phénomènes d'étranglement vrai causés par une bride péritonéale déterminant parfois ces accidents au bout de 5 ou 6 jours, comme dans le cas de Weiss ; ou bien des phénomènes d'obstruction intestinale ou pseudo-crises d'appendicite dues à des adhérences péricæcales qu'il est important de détruire quand on le peut. Ces faits ont été mis en lumière par MM. Demoulin et Tuffier et par M. Richelot.

Enfin, M. Loison a vu l'un de ses opérés atteint d'entérite dysentériforme qui dura plusieurs jours.

Tels sont les différents accidents qui peuvent compliquer les suites opératoires immédiates de l'appendicite.

Ceux qui se rattachent à la septicémie péritonéale et à la péritonite généralisée, ne peuvent guère être évités. Tout au plus, aurait-on quelque chance de diminuer la mortalité par une intervention très précoce qui est d'ailleurs conseillée par la plupart des chirurgiens. Il faudra lutter contre ces infections par les injections de sérum et les toniques. Bon nombre de suppurations et de fistules pourront être évitées en observant rigoureusement les règles de l'antiseptie, en réséquant l'appendice tout-à-fait à sa base sur le cæcum, en employant pour sa ligature du catgut au lieu de fils de soie, en détruisant complètement sa muqueuse au thermocautère, en faisant la suture du moignon et en pratiquant son invagination par un ou deux plans de sutures séro-séreuses. L'antiseptie permettra également d'éviter les suppurations superficielles.

Les abcès secondaires, le péritonisme, les accidents d'occlusion ou d'étranglement nécessiteront de nouvelles interventions.

Quant aux érythèmes, aux accidents de rétention, à ceux qui suivent les gangrènes, ils pourront être évités par une surveillance active du malade.

Les complications dues à la tuberculose et à l'actinomycose de l'appendice nécessiteront un traitement spécial dont nous parlerons dans un des chapitres suivants.

Lorsqu'enfin le malade est revenu à la santé, d'autres complications, éloignées celles-là,.peuvent encore survenir, et il n'est pas toujours définitivement guéri. Des récidives vraies ont été observées lorsque l'appendice n'avait pas été réséqué et, qu'il ait été ou non sectionné, on a pu observer des récidives fausses semblables aux pseudo-crises d'appendicite déjà étudiées par M. Demoulin ou aux accidents d'obstruction intestinale décrits par M. Tuffier.Ces accidents, dus aux adhérences péricœcales se présentent sous forme de phénomènes d'obstruction complète ou incomplète.

On a pu voir également des cas d'étranglement vrai produits par des brides péritonéales ou par l'appendice lui-même transformé en cordon fibreux. M. Routier a rapporté à la séance de la société de chirurgie du 26 décembre 1894 un cas d'occlusion par l'appendice. Pourquoi ces phénomènes ne se présenteraient-ils pas après l'ouverture d'un abcès appendiculaire et la transformation en tissu cicatriciel, fibreux et rétractile du processus vermiculaire? G. Emerson Brewer a signalé la probabilité de pareils faits.

D'autres malades, au bout de plusieurs mois, présentent des fistules intarissables qui peuvent être dues à des calculs ou à des corps étrangers, à la tuberculose ou à l'actinomycose du cæcum ou de l'appendice, ou à une perforation de ce dernier. Ces fistules peuvent apparaître immédiatement ou plusieurs mois après l'opération. Elles sont simples ou multiples, se trouvent ordinairement au niveau de la cicatrice, mais peuvent aussi être observées à distance.

Lorsque la réunion de la plaie par première intention a été faite consécutivement aux opérations à froid, on trouve parfois les malades porteurs d'une hernie due à une éventration au niveau de la cicatrice. Rare dans ce cas, cette complication se présente plus fréquemment dans les opérations à froid ou à chaud suivies de drainage et de cicatrisation lente.

Ce sont ces accidents éloignés : récidives vraies ou fausses, fistules, éventrations qui feront l'objet des chapitres suivants.

Observation I (Inédite)

Due à l'obligeance de M. Demoulin, chirurgien des hôpitaux.

Appendicite, abcès rétro-cæcal. Sortie d'un calcul appendiculaire au dixième jour.

Jeune fille, quinze ans et demi, soignée par M. Legry. Je suis appelé le 31 août 1898, six jours après que les accidents avaient fait leur première apparition. La malade était habituellement constipée. Il n'y a pas de réaction péritonéale, les selles sont devenues irrégulières, mais il existe de la fièvre et une tuméfaction bien nette dans la fosse iliaque. La tuméfaction est haute, en dehors du bord externe du grand droit; elle s'étend de deux travers de doigt au dessus de l'arcade crurale, presque jusqu'à la dernière côte; elle est dure. Je ne vois rien dans la région lombaire, le toucher rectal est négatif, la douleur est assez mal limitée, il n'y a pas de point précis de Mac-Burney.

A cause de la fièvre, j'indique l'intervention immédiate.

Le 1er septembre se passe sans que j'entende parler de la malade.

Le 2 septembre, le père revient me trouver vers deux heures du soir. A cinq heures, l'opération, d'abord repoussée par un autre médecin, est consentie par lui quand il apprend que je l'ai décidée. Elle est faite ce jour même.

Le chloroforme est employé. Je pratique l'incision de Roux; je décolle le péritoine, je sens un abcès rétro-cæcal, mais je suis arrêté dans le décollement et l'abcès ne crève pas. J'ouvre largement le péritoine, qui apparaît absolument sain, j'introduis le doigt derrière le cæcum qui est repoussé en avant et je constate une fluctuation. Je reviens sur la face externe du péritoine pour renvoyer la fluctuation. L'abcès crève alors, le pus monte et menace d'envahir la grande cavité péritonéale par l'ouverture faite à la séreuse. La malade est couchée sur le côté droit le péritoine est protégé avec une compresse et fermé avec des pinces. J'introduis le doigt dans la cavité de l'abcès où je crois sentir l'appendice, que je n'enlève pas. Le péritoine est fermé. Je fais avec de la soie une suture à trois plans de la paroi et je mets deux gros drains dans la cavité de l'abcès rétro-cæcal.

La température était de 42° 2 avant l'intervention, le lendemain matin 38° et le surlendemain, 39°; le pouls 100. Les mèches sont enlevées le 2e jour et des lavages à l'eau phéniquée (2,5 0/0) sont faits.

Les urines sont noirâtres; j'emploie l'eau stérilisée. La température tombe seulement le 4e jour avec établissement franc de suppuration.

Le 6e jour, j'ordonne un purgatif, qui fait peu d'effet. Il n'y a pas eu de réaction péritonéale; la plaie suturée est très belle; l'ablation des fils est faite le 9e jour. Il sort un gros calcul appendiculaire le 10e jour.

Je revois la malade le 10 octobre; elle présente une fistule purulente de 8 à 10 centimètres suppurant peu et admettant la sonde cannelée. Traitement à l'eau iodée.

A une nouvelle visite le 29 octobre, je constate une fistule très étroite qui n'admet plus la sonde cannelée et dans laquelle le stylet pénètre seulement à une profondeur de 4 à 5 centimètres. Il y a un petit pertuis cutané donnant écoulement à une très petite quantité de pus.

La sortie du calcul prouve bien l'appendicité calculeuse et la persistance de la fistule est probablement due à l'ulcération de l'appendice, qui persiste.

Observation II (Inédite)

Due à l'obligeance de M. Rochart.

Opération d'appendicite. Destruction et oblitération imparfaite de l'appendice. Fistule persistante. Résection de l'appendice. Guérison.

Il s'agissait d'une domestique âgée de vingt ans, opérée par moi en 1896, d'urgence, d'une appendicite suppurée. Après l'évacuation d'une vaste cavité purulente, l'appendice fut recherché, trouvé, mais se rompit, et je ne pus l'enlever qu'imparfaitement : la malade guérit, mais garda une fistule qui fut attribuée à un fil. Elle sortit néanmoins de l'hôpital, mais y entra le 23 avril 1897 pour se faire débarasser de sa fistule.

A l'examen au stylet, je trouvai que ce dernier pénétrait facilement à une profondeur de 8 à 10 centimètres ; je fis l'incision au niveau de la cicatrice, j'ouvris le péritoine et découvris que c'était le moignon de l'appendice qui était venu se fixer à la paroi, et que c'était dans l'intérieur du conduit appendiculaire que le stylet pénétrait. Je dégageai donc ce qui restait de l'appendice et en réséquai une longueur de 5 centimètres après avoir placé une ligature à sa base sur le cæcum et avoir taillé une manchette qui, retroussée en dedans, fut fixée avec des points séro-séreux. La paroi fut réunie sans drainage et la malade guérit.

Observations III

(In. th. de Mlle Gordon, Paris 1896)

Appendicite aiguë avec péritonite purulente partielle. Laparatomie iliaque. Guérison. Fistule. Rechute sept jours plus tard et mort par péritonite généralisée.

Adolphe H..., 26 mois, entré le 9 mars 1895, sorti le 5 mai. Enfant maladif, sans antécédents héréditaires. En août 1894, diarrhée verte et en novembre de l'entérite aiguë. Depuis trois mois, mangeait la nourriture de ses parents. Début de la maladie le 8 mars 1895. Après l'ingestion d'un peu de bouillon, l'enfant est pris brusquement de vives douleurs dans le ventre et de vomissements. Un peu de calme se produit vers le soir, mais les vomissements recommencent, dès que l'enfant prend un peu de lait.

La nuit est très mauvaise ; fièvre, agitation, douleurs intenses et constipation. Le 9, au réveil, de nouveaux vomissements verdâtres. Le petit malade est amené ce jour à l'hôpital. A l'examen, on constate un peu d'empâtement dans la région cæcale dont la pression détermine des cris, mais ni œdème, ni circulation collatérale. A ce niveau il y a de la submatité, tout le reste de l'abdomen est sonore et sensible à la pression. Les vomissements ont cessé, mais la fièvre (39°), la constipation et la douleur persistent. Le lendemain, état général satisfaisant, quoique déprimé. T. 38°, pouls bon, faciès coloré. Le 10 mars, opération sous chloroforme. Incision iliaque courbe. Evacuation d'un demi-verre à Bordeaux de pus ; drain, pansement. Suites normales. L'enfant quitte l'hôpital le 5 mai : la plaie est cicatrisée, mais présente une tendance à l'éventration. Sorti guéri, l'enfant est bientôt repris de coliques, de fièvre, d'amaigrissement, et le 12 mai, il est admis de nouveau à l'hôpital.

Là, son état s'améliore peu à peu ; mais au bout de 11 jours d'apyrexie complète, la température s'élève et on constate le 12 juin une fistulette stercorale. On remet le drain et l'état redevient bon, la fièvre tombe et la suppuration redevient bientôt nulle.

Puis, le 12 juillet éclatent de nouveaux accidents, mais qui disparaissent également vite. Cicatrisation de la plaie et apyrexie jusqu'au 4 août. Du 4 au 7 août, petite poussée fébrile, qui cesse, la cicatrice s'ouvrant toute seule. A partir de ce moment, M. Broca songe à une intervention à froid, mais vu l'état excellent de l'enfant, il ne se presse pas.

Puis le 28 août, début des vomissements avec fièvre intense, les symptômes de la péritonite apparaissent et malgré l'établissement du drain, mort en 5 jours.

Autopsie. — Adhérences pleurales résistantes à la base droite et à gauche dans toute la hauteur. Dans la région sous-ombilicale, le péritoine pariétal adhère à l'épiploon, celui ci adhère aux anses intestinales. Au niveau de la plaie cutanée les adhérences sont très solides. Le trajet du drain descend entre le rectum et la vessie. Adhérences fragiles entre les anses intestinales, limitant de petits abcès à pus épais, verdâtre. Une poche purulente assez grosse est limitée par des adhérences entre la face inférieure du foie et le colon. Une autre grosse poche entre l'intestin grêle, le colon descendant et la partie supérieure de la fosse iliaque gauche. L'appendice inclus en grande partie dans les fausses membranes, se dirige en haut et vers la ligne médiane ; il adhère à la face antérieure de l'intestin grêle et un centimètre de son insertion cæcale, il est bleuâtre et complètement rompu au milieu des fausses membranes. Sur l'intestin grêle, à 8 centimètres de la valvule iléo-cæcale existent trois perforations, sortes de fentes transversales par lesquelles sortent librement les matières fécales.

Observation IV

(In. th. de Grandboulan, Paris, 1896).

Appendice difficile à découvrir. — Résection. — Péritonisme. — Deuxième opération : Drainage du péritoine. — Guérison.

D... René, trente ans, mégissier.

Antécédents héréditaires. — Rien à signaler.

Antécédents personnels. — Homme bien portant, robuste. Maux de tête (éthylisme). Depuis très longtemps, état de constipation permanent, reste deux et trois jours sans aller à la selle. Dysenterie en 1884, à Toulon.

Au commencement de janvier 1895, le malade ressent quelques douleurs du côté du ventre, et, les attribuant à sa constipation habituelle, il prend deux purgatifs. La douleur persiste, elle s'accentue : le malade s'alite vers le 17 février. Il accusait alors : des douleurs très vives dans la fosse iliaque droite, douleurs spontanées et exagérées par la moindre pression, des vomissements dont il ne détermine pas le caractère, du ballonnement du ventre, de la constipation, de la fièvre; pour atténuer la douleur, pour relâcher les muscles abdominaux, il élevait de lui même ses jambes vers le mur contre lequel était son lit.

Arrivé à l'hôpital Cochin, service de M. Gilles de la Tourette, le 21 février, il est venu à pied très lentement, souffrant horriblement; on diagnostique : appendicite. Les symptômes que j'ai signalés durent encore trois jours, puis tout rentre dans l'ordre. En somme, l'attaque de « colique appendiculaire » a duré sept jours; c'est la première. La température maxima a été à l'hôpital de 39°. On lui a donné comme traitement : opium, sachets de glace, régime lacté exclusif, puis, après disparition des symptômes, purgatif à l'huile de ricin. Passage à la chirurgie le 12 mars.

État actuel. — Symptômes fonctionnels : pas d'appétit, toujours constipation opiniâtre : n'est allé que trois fois à la selle depuis son entrée à l'hôpital (1er, 11 et 14 mars); pas de douleur spontanée. A la palpation : douleur peu intense à la pression dans la fosse iliaque droite. M. Schwartz signale un appendice gros, dur, fuyant vers l'ombilic Il confirme le diagnostic.

Opération — Faite le 16 mars par M. Rieffel. Les téguments sont incisés parallèlement à l'arcade crurale; une petite incision est faite au péritoine qui est rejeté de façon à dégager le cæcum, lequel présente de nombreuses traces d'inflammation. On trouve du premier coup l'abouchement de l'iléon mais d'appendice, point. On cherche une grande demi-heure. On hésite. « Quand on hésite, ce n'est pas l'appendice ». — On va refermer la plaie quand tout à coup on tombe sur l'appendice : on n'avait pas assez retourné le cæcum pour découvrir sa partie postérieure, quant à l'appendice, il était logé sur la face postéro-interne du cæcum auquel il était intimement uni, puis il abandonnait le cæcum et se dirigeait vers l'intestin grêle.

On incise le péritoine tout autour, on enlève l'appendice au thermo-cautère.

Appendice long comme l'index à peu près; il va en s'évasant de son origine à la terminaison et forme une masse dure et compacte. On l'ouvre : il ne renferme pas de corps étranger, mais il est converti tous entier en tissu scléreux.

Suites de l'opération. — Péritonisme. — Le soir, douleurs erratiques ; la température est basse : 35°8 et 35°5. Piqûres de morphine, d'éther et de caféine.

Le lendemain dimanche, symptômes de péritonisme.

Je le vois le lundi matin : son état est lamentable, faciès abdominal, cholérique, vomissements porracés, hoquet extrêmement fréquent, douleur horrible dans tout l'abdomen : le malade fléchit les jambes et relève le thorax pour relâcher les muscles de la paroi abdominale. Il n'y a pourtant pas de ballonnement, le ventre est creusé en bateau. La température oscille entre 38°4 et 39°3. Injections de sérum, piqûres de morphine.

Deuxième opération le même jour à 11 heures 1/2. M. Schwartz ouvre l'abdomen au même endroit que dans la précédente opération ; on trouve de l'inflammation du péritoine. La cavité péritonéale est drainée à la gaze iodoformée.

Suites de l'opération. — Le mardi, 19 mars, l'état général est satisfaisant : plus de vomissements, plus de hoquet, douleur peu intense. Faciès bien amélioré, température 37°8.

20 Mars. — Température rectale : 36°9, état de plus en plus satisfaisant. — A guéri sans éventration (M. Schwartz se demande s'il n'y avait pas de l'étranglement par torsion d'une anse que la deuxième opération aurait remise en place sans qu'il s'en soit aperçu).

Observation V

(In th. de Grandboulan, Paris, 1890.)

Résection de l'appendice : libération difficile. — Suppuration du foyer. — Phlegmon de la paroi. — Vaginalité suppurée. — Guérison.

M. X..., quarante-huit ans, ingénieur. Aucun antécédent notable.

Le début remonte à 1882 : à deux ou trois reprises, le malade qui vivait dans de mauvaises conditions d'hygiène alimentaire, a souffert de crises affectant la forme de coliques néphrétiques survenant au milieu de la nuit, vers les trois heures du matin, et d'une durée de deux heures.

A la fin de la même année, attaque très intense, coliques horriblement douloureuses, ballonnement du ventre (une piqûre de morphine est nécessaire), vomissements, en un mot, signes de péritonite, fièvre, constipation très opiniâtre, élancement dans le côté droit, dureté dans la fosse iliaque droite, dureté qui disparaît à la suite d'évacuation du pus par l'anus.

En l'espace de six mois, quatre rechutes successives identiques et même plus fortes se produisent; le malade reste pendant trois mois couché sans bouger, puis fait trois mois de convalescence (1883-84).

A ce moment un médecin diagnostique une tumeur qu'il faut enlever sans retard; un autre médecin diagnostique une typhlite.

La guérison semble à peu près complète malgré quelques accès peu intenses à la suite de la constipation, malgré un point douloureux dans la fosse iliaque droite, constaté par le professeur Guyon à l'aide du toucher rectal combiné au palper; ce point douloureux est traité par des pointes de feu, un cautère. Une dernière rechute, la plus grave, a lieu en 1884. Saison à Plombières, d'où le malade revient dans d'assez bonnes conditions; il reste indemne à peu près jusqu'en 1890.

Depuis 1890, le malade éprouve tous les ans dans la fosse iliaque droite des tiraillements, plus intenses depuis deux ans et accompagnés d'empâtement dans la région. La constipation est toujours opiniâtre; lavement matin et soir, sans quoi tiraillement dans la jambe rendant la marche difficile. Urines normales. Pas d'amaigrissement.

Opération le 12 mai 1896. — Chloroforme difficile, vomissements. La paroi abdominale est épaisse; après l'incision du péritoine, on tombe sur une grosse masse épiploïque qui remplit toute la fosse iliaque droite et au milieu de laquelle est l'appendice (4 centimètres de long) très adhérent, très difficile à libérer; deux ligatures et thermo-cautère sur le moignon. Drainage avec une mèche de gaze.

Suites de l'opération. — Au bout de vingt-quatre heures, il survient des phénomènes de péritonite très sérieux, vomissements, ballonnement du ventre. Le pouls est à 130, la température à 38°.

Un phlegmon de la paroi se détache: au bout de quarante-huit heures, on enlève la mèche de drainage; les phénomènes diminuent en trois ou quatre jours. Comme traitement, vessie de glace, jeûne absolu, deux pulvérisations phéniquées à 1 0/0 par jour, d'une demi-heure chacune. Tout est fini huit jours après l'opération.

Le 22 mai, suppression du spray; le malade se nourrit, selles normales, pouls 80, température 39°8; excellent état local et général. Deux jours après le malade est pris de symptômes de vaginalité : la vaginalité suppure comme le foyer iliaque (communication) et guérit très rapidement après l'élimination d'un bourgeon sphacélé.

Guérison complète le 24 juin 1890.

Observation VI

(In th. de Grandboulan, Paris, 1898.)

Appendicite à répétition. — Intervention à chaud (drainage). — Résection à froid dans la suite. — Suppuration légère. — Guérison.

En 1894, le Dr G... m'adressa à Cochin (service de M. Quénu), un malade âgé de trente ans, qui l'année précédente, avait eu une attaque d'appendicite et qui présentait à nouveau tous les symptômes de cette affection depuis quelques jours.

Quand j'examine le malade, je le trouve porteur d'un volumineux abcès situé au-dessus de la partie postérieure de la crête iliaque et très nettement réductible. J'incise largement : du pus fétide s'écoule. Je découvre un décollement étendu des téguments, décollement qui suit la crête iliaque. A quelques centimètres en dehors de l'épine iliaque antéro-supérieure, je trouve un orifice creusé dans la paroi musculaire de l'abdomen, tout contre la crête osseuse et qui conduit un instrument explorateur dans la fosse iliaque. J'agrandis largement cet orifice et je draine. La suppuration dure un mois et demi, puis le malade guérit et quitte l'hôpital.

Il y revient au bout de quelques semaines, sur le conseil que je lui en avais donné, pour y subir la résection de l'appendice.

J'incise un peu au dessus de l'épine illiaque antéro postérieure. Je trouve, non sans quelques difficultés, l'appendice placé en arrière du cæcum.

En pratiquant le décollement des adhérences, j'ouvre un abcès très petit d'où il s'écoule à peine quelques gouttes de pus. Je resèque l'appendice à la base ; il ne contenait pas de corps étranger, je ferme et je draine.

Guérison au bout d'un mois après suppuration légère venue de la profondeur.

Observation VII

(In th. de Grandboulan, Paris 1890).

Résection à froid de l'appendice. — Rupture du kyste appendiculaire. — Suppuration prolongée. — Deuxième intervention (curettage et drainage). — Guérison.

J'ai été consulté en décembre 1894 par les parents d'un jeune homme de dix sept ans qui, ayant été frappé quelques mois auparavant par une attaque très sérieuse d'appendicite (sans suppuration) souffrait depuis cette époque d'une douleur continue dans la fosse iliaque droite, douleur qu'aggravaient la marche, l'exercice, la simple station verticale prolongée, la digestion. Je conseillai la résection de l'appendice.

J'opérai le jeune malade au milieu de décembre. Je trouvai, enfoui dans des adhérences qu'il me fut assez facile de décoller, un appendice long, rétro-cæcal, dilaté au niveau de son tiers moyen en un véritable kyste gros comme une petite noix. Un corps étranger que les doigts sentaient fort bien, oblitérait la cavité appendiculaire et toute communication était fermée entre la dilatation kystique et le cæcum. Les parois de cette dilatation étaient minces. Craignant leur rupture, je fis tout autour de la région dans laquelle j'opérais une véritable barrière de gaze iodoformée protégeant le péritoine. Au moment où, le décollement touchant à sa fin, je détachais les dernières adhérences le kyste creva et le liquide qu'il contenait fit irruption dans le champ opératoire. Je dési[illegible]ai de mon mieux avec plusieurs applications de teinture d'io[illegible]is, ayant réséqué l'appendice, enlevé la gaze iodoformée, je fer[illegible] la plaie, réservant un bon drainage profond. Trois jours après l'opération, un flot de pus s'écoula par le drain. Je coupai plusieurs fils de suture superficiels et profonds, fis des lavages au chloral et drainai plus largement encore. Mais malgré toutes mes précautions et malgré tous mes soins (large drainage, lavages répétés trois fois par jour, etc.), la suppuration persiste et mon opéré, soumis de temps à autre à la rétention d'un pus qui s'écoulait mal, le drain étant peu à peu chassé de la profondeur par la tendance que la plaie marquait à opérer sa cicatrisation, présentait des accès de fièvre irréguliers et bizarres, maigrissait perdait tout appétit, ne dormait plus.

J'exigeai enfin des parents une nouvelle intervention que depuis une quinzaine de jours je leur avais déjà proposée. Ils y consentirent.

J'incisai largement dans toute l'étendue de la première plaie. Je curettai toute la région opératoire superficielle et profonde, enlevai plusieurs grosses soies profondes qui jusqu'alors avaient résisté à l'élimination spontanée et fis un large drainage.

Les accidents s'atténuèrent tout de suite et quelques jours plus tard la plaie était presque complètement fermée. Cette cure d'une résection à froid de l'appendice iléo-cæcal avait duré trois mois.

RÉCIDIVES VRAIES

Lorsqu'un malade a subi l'opération de l'appendicectomie, l'appendice a pu être enlevé et il ne peut y avoir, dans ces conditions, de récidives vraies. Mais, dans quelques opérations à froid et dans bon nombre d'opérations à chaud, l'appendice n'a pu être excisé, le chirurgien est obligé de limiter son action à l'ouverture des abcès et à la destruction des adhérences péricæcales. Peut-on, dans ces cas, observer, des récidives vraies?

Dans la séance de la Société de chirurgie du 12 juillet 1898, M. Reclus disait : « l'extirpation du vermis n'est pas aussi nécessaire qu'on le croit, et je n'ai jamais eu de récidives. Je sais cependant qu'il en existe : vous venez de m'en citer une (à M. Poirier), j'en ai vu une autre avec M. Richelot... Je connais encore les observations de Routier, Bouilly ».

Leur fréquence n'est pas grande puisque M. Reclus n'en a jamais vu dans sa pratique personnelle. On en rencontre cependant de loin en loin et, indépendamment des cas cités plus haut par M. Reclus, nous avons pu en trouver quelques-uns : M. Quénu en a eu un cas sur trente-cinq opérés, M. Talamon en rapporte un cas; M. Gérard-Marchand mentionne celui de M. Kümmel de Hambourg et celui d'un de ses malades qui, atteint de crises d'appendicite méconnues en 1887 et 1891 fut pris en 1892 d'une troisième rechute avec formation d'un abcès dans la région rénale. Cet abcès fut ouvert et drainé, ce qui n'empêcha pas une quatrième rechute en 1894. M. Reynier et M. Hochtkiss en rapportent chacun un cas.

Si l'on admet la théorie de la cavité close et que l'obstacle oblitérant soit situé tout près de l'extrémité, il peut se faire qu'une petite partie seulement de l'appendice soit détruite.

Si dans ces cas on vient à faire une opération pour l'appendicite, qu'on ne trouve pas l'appendice ou qu'on ne puisse pas le réséquer, les mêmes phénomènes pourront se reproduire plus tard, lors d'une autre oblitération qui pourra se faire, soit par calcul, soit par un rétrécissement du diverticule restant consécutif à la première attaque. D'autre part, l'inflammation peut ne pas évoluer d'une façon complète et ne pas aller jusqu'à la gangrène ; dans ce cas, la rétraction du tissu scléreux produit sur l'appendice un rétrécissement et, si elle s'étend à tout l'organe, ce dernier est transformé en cordon fibreux désormais inoffensif. Si, dans ce cas, on n'a pas fait de résection ou d'opération, le malade peut être considéré comme guéri ; mais, il n'en est pas toujours ainsi, car l'appendice peut se transformer incomplètement en cordon fibreux et garder à son intérieur des foyers microbiens mal éteints qui se réveillent à la première occasion et donnent lieu aux attaques d'appendicite à répétition quand l'opération n'a pas eu lieu. Si elle a eu lieu, au contraire, elle donne des récidives vraies dont le processus est absolument le même.

La non-résection de l'appendice est donc en dernière analyse, la seule cause des récidives vraies.

Lorsqu'elles se présentent, il semblerait, au premier abord, que le malade soit moins en danger, puisque le péritoine est déjà protégé par des adhérences, reliquat de la première attaque. Il n'en est rien, leur gravité peut être plus grande et leurs symptômes différents. Ainsi, dans l'observation de Hochtkiss, la deuxième attaque fut beaucoup plus grave que la première et la douleur, au lieu de siéger au point de Mac-Burney, comme la première fois, se trouvait en un point situé beaucoup plus haut et plus à gauche, presque au niveau de l'ombilic. Dans l'observation de M. Reynier, le malade avait eu à sa première attaque des douleurs qui avaient débuté du côté droit et qui s'étaient ensuite irradiées au côté gauche; dans la seconde attaque, le point de départ de ces douleurs était sur la ligne médiane, à deux travers de doigt au dessous de l'ombilic. Dans le cas de Sébileau, la malade avait été reprise de douleurs qui duraient constamment et l'empêchaient de travailler; il y avait ici appendicite chronique pour laquelle une résection de l'appendice amena la guérison.

Le traitement de ces récidives sera le même que celui des premières attaques; mais il faudra détruire autant que possible les adhérences du cæcum qui pourraient en résulter et s'appliquer à réséquer l'appendice. M. Roux, de Lausanne, disait au Congrès français de Chirurgie de 1895 : « La suppression des adhérences, avec ou sans redressement de l'appendice ne donne aucune garantie et l'on ne doit pas parler de guérison absolue tant que le malade garde son appendice. »

La prosphysectomie constitue donc le traitement prophylactique des récidives d'appendicite et la question revient à celle-ci : faut-il toujours enlever l'appendice?

Dans les opérations à froid, tous les chirurgiens font la résection lorsque le processus vermiforme peut être trouvé et on peut toujours le trouver d'après M. Poirier.

Cette question de la résection de l'appendice fut de nouveau discutée dans la séance de la Société de Chirurgie du 12 juillet 1898.

M. Poirier pense que « lorsqu'on ouvre le ou les abcès appendiculaires, on n'a fait qu'une opération incomplète; pour l'achever, il faut de toute nécessité réséquer l'appendice; d'après mon expérience personnelle, dit-il, cela est presque toujours possible; une fois seulement j'ai dû renoncer à extraire un appendice qui descendait dans le petit bassin au-delà de la limite que pouvaient atteindre mes doigts. Il faut donc de parti pris rechercher l'appendice et le réséquer dans toute sa longueur. C'est d'ailleurs le véritable et le seul moyen de ne point oublier quelque abcès qui emporte le malade les jours suivants.

L'appendice trouvé et, d'après mon expérience personnelle, on le trouve toujours en procédant comme je conseille de le faire, il faut le disséquer et remonter jusqu'au point où il se continue avec le cæcum. C'est peut-être parce que l'appendice a été réséqué partiellement que plusieurs malades continuent à souffrir plusieurs années après l'opération.

M. Reclus répond : « Je crois qu'il faut chercher l'appendice parce qu'on a ainsi chance d'ouvrir les abcès ignorés parfois sans cela. Mais je ne crois pas qu'il soit si utile qu'on le dit d'enlever toujours cet appendice : j'ai cherché dans ma statistique et dans les deux tiers des cas, je n'ai pas enlevé l'appendice depuis 1890 et je n'ai jamais eu de récidives. Elles sont si rares que je persiste à croire qu'il vaut toujours mieux ne pas courir la chance d'une inoculation du péritoine en faisant, pour trouver l'appendice, les larges recherches de M. Poirier. »

M. Brun réplique : « Pour ce qui est tout d'abord de la recherche de l'appendice dans les abcès périappendiculaires, je crois qu'il faut la pratiquer le plus souvent possible, sa résection mettant seule à l'abri d'une récidive. Notre collègue Reclus nous a dit, il est vrai, que sur les nombreux malades qu'il avait opérés par simple ouverture du foyer, aucun n'avait eu de crise nouvelle. Je puis, en revanche, vous citer dans ma pratique personnelle, trois exemples d'enfants qui, opérés dans ces mêmes conditions, ont dû plus tard subir l'appendicectomie, deux pour fistule persistante, un pour réapparition des crises inquiétantes.

Je crois donc la recherche de l'appendice utile et je la pratique toujours lorsque je suis appelé à intervenir dans les premiers jours qui suivent la formation de l'abcès. Je n'ai, à la suite de cette pratique, jamais observé d'accidents et je n'ai, en particulier, jamais vu se produire l'inoculation péritonéale redoutée de plusieurs de mes collègues. Il est des cas, toutefois, où je limite mon intervention à la seule ouverture du foyer purulent, c'est lorsque je me trouve tardivement en présence d'appendicites à forme lente, à marche insidieuse, où je me sais exposé à rencontrer de petits foyers multiples isolés, limités par des anses intestinales altérées et ramollies. Je m'abstiens dans ces cas de toute recherche appendiculaire, craignant alors moins l'infection péritonéale généralisée que les ruptures intestinales et les fistules pyo stercorales consécutives. »

Il nous semble résulter de ces différentes opinions qu'il faut, même dans les opérations à chaud, rechercher l'appendice et le réséquer le plus souvent possible en évitant toutefois de détruire les adhérences péritonéales qui ferment la cavité de l'abcès, destruction qui, dans les cas où l'organisme très infecté réagit mal pourrait donner lieu à la généralisation de la péritonite qu'on a rencontrée, même dans les opérations à froid, et qui, dans d'autres cas où les adhérences maintiennent solidement unies des anses intestinales ramollies pourrait amener l'ouverture de ces dernières.

Observation VIII

Opérations répétées pour appendicite.

(In Annals of Surgery, 1er sem. 1896.)

Le Dr Hostchkiss présente un enfant âgé de sept ans qui a été admis à l'hôpital Maratham le 27 juin 1895, pour une attaque d'appendicite aiguë au troisième jour. A ce moment la température à 99°2, Farenheit; il y avait une sensibilité abdominale générative et un point particulièrement sensible du côté droit.

Le sujet fut abandonné à lui-même pendant deux heures; à l'expiration de ce délai, une incision oblique fut faite par laquelle fut évacué un large abcès qui s'étendait derrière le caecum dans le pelvis. La partie la plus basse de la blessure fut pansée à la gaze, et à l'exception d'une collection locale de pus qui se fit sur la partie inférieure de la blessure et qui fut ouverte subséquemment le malade guérit parfaitement et sortit le 13 août.

L'appendice ne fut pas trouvé; l'abcès était limité au large par les intestins et l'on pensa qu'il n'était pas bon de rompre les adhérences pour rechercher l'appendice.

Le patient fut réadmis le 30 septembre, ayant depuis trois jours, une nouvelle appendicite exactement trois mois après la première attaque. La seconde attaque fut beaucoup plus grave que la précédente. L'état général était plus mauvais, la douleur et la sensibilité abdominale plus grandes; la température plus élevée. La tumeur était plus à gauche et plus élevée. Le jour de son admission, une incision fut faite sur la tumeur bien plus haut et plus à gauche que la première fois. L'appendice apparut tout de suite et fut trouvé émergeant de la surface postérieure du caecum et se dirigeant au dessus et en dedans. Vers l'ombilic il était gangréné et perforé; il s'était formé un large abcès qui était bien limité. La trouvaille de la seconde opération montre qu'on avait agi sagement la première fois en ne recherchant pas l'appendice, puisqu'il était à une certaine distance dans une autre direction. La première attaque avait été complétement guérie avant l'apparition de la seconde.

Le Dr Mac-Burney approuva la marche suivie en ce cas par le Dr Hotchkiss qui n'avait pas recherché l'appendice à la première opération.

On a beaucoup discuté sur la question de savoir s'il était raisonnable de laisser l'appendice après avoir ouvert le ventre pour une appendicite. Il semble que ceux qui insistent sur la recherche de l'appendice, jusqu'à ce qu'ils l'aient trouvé dans tous les cas, courent hasard de perdre leur patient. Son avis est qu'il y a lieu de juger la conduite à tenir dans chaque cas particulier.

Observation IX

De M. P. Réguier. — Chirurgien des hôpitaux de Paris.

(Soc. Chirurgie, 4 mars 1896)

Il s'agit d'un homme de vingt-huit ans, qui entra dans mon service le 28 décembre dernier, c'est-à-dire, il y a plus de deux mois, avec aspect péritoine très prononcé ; facial pâle, tiré, vomissements paraissant incessants hoquet ; aucune émission de gaz par l'anus, pouls petit, filiforme, température basse.

Le ventre était ballonné et présentait dans la fosse iliaque gauche une tumeur au sujet de laquelle, à la palpation, on avait une sensation élastique qui pouvait faire porter le diagnostic d'une collection purulente. Il était malade depuis cinq jours ; il avait été pris subitement de douleurs, dans la fosse iliaque droite, qui s'élevaient irradiant du côté gauche. Devant ces commémoratifs, le diagnostic fut porté d'appendicite. La collection purulente paraissant surtout siéger, à gauche, nous fîmes dans le point qui nous paraissait le plus saillant, dans la fosse iliaque gauche, à trois centimètres au-dessus de l'arcade crurale, une incision parallèle à cette arcade. Cette incision fut faite après anesthésie à la cocaïne, l'état du malade ne pouvant permettre l'anesthésie chloroformique. Cette incision donna écoulement à une énorme quantité de pus. Nous reportant à notre diagnostic, nous crûmes alors devoir explorer la région cœcale. Nous fîmes une incision après anesthésie à la cocaïne de la fosse iliaque droite. Cette incision nous amena sur l'ampoule cæcale. De cette ampoule, nous pûmes voir l'appendice partir et se diriger vers la ligne médiane, pour aller adhérer au péritoine pariétal, sur cette ligne à deux travers de doigt, au-dessous de l'ombilic.

Toute la région cæcale était vascularisée, mais ne contenait pas de pus ; il était évident que l'extrémité de l'appendice se trouvait dans les adhérences qui limitaient sur la ligne médiane l'abcès que j'avais ouvert à gauche. Dans ces conditions, je crus devoir ne pas essayer de l'enlever de peur d'ouvrir ce qui limitait l'abcès, de faire communiquer celui-ci avec le reste de la cavité péritonéale et de la contaminer. Je refermai donc en me contentant d'un drainage à la gaze iodoformée. Dès le lendemain, le malade allait mieux ; peu à peu la suppuration diminua et les deux incisions se cicatrisèrent.

Mais deux mois après cette intervention, le malade accusait de vives douleurs partant de la ligne médiane, que je crus devoir rattacher aux tiraillements de l'appendice ainsi posé. Je crus donc devoir inciser de nouveau et enlever l'appendice à froid. Je rouvris mon incision du côté droit. A ma grande surprise, je trouvai mon appendice détaché de son adhérence pariétale, nullement adhérent, et, l'amenant au dehors, j'hésitai un moment à l'enlever car il ne paraissait pas augmenté de volume et sain, tout au moins en ne voyant que l'aspect extérieur. Je crus toutefois devoir l'enlever. En le fendant, je trouvai dans son intérieur deux petits amas de matière fécale molle bouchant la lumière de l'appendice. A ce niveau existaient de petites ulcérations de la muqueuse ; mais je ne trouvai aucune trace de perforation de l'appendice.

Observation X

(M. Talauron)

Appendicite et pérityphlite 1892.

Chez un enfant de quatorze ans, qui avait eu de nombreuses attaques dans le cours d'une année, une première opération montre une exsudation fibrineuse si dense autour du cæcum que le chirurgien, un des plus compétents et des plus habiles de New-York, diagnostiqua un rétrécissement du cæcum et pratiqua une anastomose entre la fin de l'iléon et le côlon ascendant. La plaie se cicatrisa ; mais les attaques se reproduisirent. Une deuxième opération, qui nécessita la plus grande patience, permit de découvrir l'appendice, qui contenait une certaine quantité de muco-pus avec une concrétion stercorale ; la guérison fut définitive. (Grandboulan).

OBSERVATION XI (M. Sébileau)

In th. de Grandboulan, Paris 1896

Appendicite à répétition. — Deux interventions à chaud. — (Drainage). — Eventration. — Persistance des phénomènes douloureux. — Résection à froid de l'appendice. — Guérison.

En 1893, Mlle X..., vingt-deux ans, entre à l'hôpital Cochin, (service de M. Quénu) avec les signes d'un abcès péricæcal. État général sérieux. J'ouvre le péritoine. Je décolle légèrement le cæcum en dehors et je draine. Deux jours après, du pus fétide s'écoule. Les symptômes s'atténuent rapidement et la malade sort guérie de l'hôpital un mois et demi après l'intervention. Vers le quinzième jour, un corps étranger cylindrique, long de 7 à 8 millimètres avait été expulsé.

En 1894, un an après avoir été frappée pour la première fois, la malade se présente de nouveau à l'hôpital avec des symptômes d'appendicite aiguë. M. Quénu opère ; il incise la paroi abdominale un peu au dessous du point où elle avait été incisée la première fois ; il ne recherche pas le pus et draine, ainsi que je l'avais fait sur son conseil d'ailleurs, l'année précédente. L'abcès se vide au bout de quelques heures. Aucun accident ne marque la convalescence. La malade part de l'hôpital six semaines après l'opération.

En 1895, elle revient me consulter. Elle souffre d'une façon presque constante dans la fosse iliaque droite et ne peut pas travailler (elle est domestique). Je propose la résection de l'appendice qui est acceptée. Au reste, il n'y a eu, depuis la dernière opération, aucune poussée aiguë. Je fais l'incision dans l'endroit même où avait été pratiquée la première et, au niveau de laquelle s'était produite, d'ailleurs, une éventration marquée.

J'ai quelque peine à découvrir l'appendice, petit, ratatiné, situé sur la face postéro-inférieure du cæcum et dissimulé au milieu d'adhérences.

Je le libère peu à peu, le lie à la base et le résèque. Puis, je reconstitue la paroi abdominale.

Durée de l'opération : une heure et demie.

Guérison simple, sans accidents, ni suppuration.

RÉCIDIVES FAUSSES

Dans la séance de la Société de chirurgie du 9 décembre 1896, M. Quénu faisait remarquer que ce qu'on appelait cliniquement rechute ou poussée d'appendicite pouvait répondre à des lésions et à des processus bien différents, et M. Tuffier disait : « L'obstruction intestinale consécutive à l'appendicite ne me parait pas avoir été étudiée. Je crois que certains accidents étiquetés appendicite à rechute ne sont que des phénomènes d'obstruction intestinale par lésion de l'appendice et le diagnostic différentiel me parait possible.

J'ai observé deux exemples bien nets de cette variété d'accidents ; l'un surtout est remarquable puisque j'ai pu suivre l'enfant pendant trois ans avant de pratiquer son opération avec le professeur Terrier.

Ces cas se distinguent de l'appendicite et de la péritonite locale avec accidents réflexes par l'absence de douleurs dans la fosse iliaque droite, l'absence d'empâtement dans cette région, un toucher rectal négatif, par les signes généraux et l'absence d'accidents fébriles ».

M. Demoulin rapporte un autre fait semblable à ceux de M. Tuffier dans lequel l'appendice était complétement détruit et n'était plus représenté que par un petit moignon fibreux à la base du cæcum, une corde épiploïque adhérente avait d'abord été prise pour l'appendice et des adhérences péritonéales solides réunissaient le cæcum à l'iléon en déterminant une courbure brusque de ce dernier.

La destruction de ces adhérences amena la guérison.

Dans les différents cas dont nous venons de parler, il n'y avait pas eu d'opération préalable, mais, dans deux de ces cas, l'appendice était complétement détruit et presque complétement dans le troisième. Tout se passait donc comme si l'on avait fait auparavant la prosphysectomie.

Plusieurs de ces cas sont, du reste, connus aujourd'hui.

L'appendice ayant été spontanément ou chirurgicalement détruit ; c'est donc ailleurs que siège la cause des phénomènes observés ; le plus souvent ces phénomènes sont dus à des brides épiploïques qui sont ou non adhérentes au cæcum, qui peuvent l'unir à la fosse iliaque lorsqu'elles siègent en arrière, ou qui réunissent le cæcum à l'intestin grêle et qui tirent sur ce dernier en déterminant sur son trajet une courbure anormale et brusque au niveau de la valvule iléo-cæcale ; d'autres fois, ils sont produits par des ganglions enflammés postérieurement à une infection d'origine intestinale et siégeant dans l'angle iléo-colique, en arrière du cæcum ou dans la partie terminale du mésentère : dans d'autres cas, l'appendice est détruit et on trouve à sa place une petite cavité communiquant avec un tronçon ou avec le cæcum.

Lorsque l'appendice n'a pas été enlevé, on peut observer, de son fait, des crises d'étranglement interne.

A ces différents phénomènes, M. Demoulin a donné le nom de pseudo-crises d'appendicite.

Voyons maintenant comment se présentent les malades qui, n'ayant plus d'appendice sont pris de nouvelles crises.

Les accidents observés sont ceux de l'obstruction intestinale (Tuffier, Demoulin, Richelot), de la tuméfaction douloureuse de la fosse iliaque droite (Quénu) ou de l'étranglement vrai (Weiss, G. Emerson Brewer).

Dans les cas d'obstruction simple, le malade est constipé, puis cesse brusquement d'aller à la selle ; il n'éprouve aucune douleur, pas même dans la fosse iliaque à la pression ; aucun empâtement n'est senti dans la région ; le toucher rectal ne donne rien non plus ; il n'y a ni fièvre, ni état général ; mais ni matières ni gaz ne sont rendus par l'anus : le ventre se ballonne, surtout au niveau de l'ombilic, et cette forme de ballonnement permet de préciser le niveau de l'obstacle ; les vomissements apparaissent, alimentaires, bilieux, puis fécaloïdes.

Cette obstruction s'explique facilement si l'on se rappelle que l'expulsion des matières est dûe aux contractions du cæcum. Lorsque cette contraction se produit, le cæcum est retenu dans son action par des adhérences reliées à ses fibres et qui les tiraillent douloureusement en empêchant l'expulsion du contenu.

Cette expulsion est souvent empêchée encore par la courbure brusque de l'iléon qui, se relevant rapidement le long du cæcum oppose au passage des fécès une résistance beaucoup plus considérable qu'à l'état normal.

Ces accidents d'obstruction peuvent céder momentanément à un purgatif pour se reproduire rapidement ensuite et leur seul traitement rationnel déjà employé, consiste dans la libération des adhérences, au besoin, leur excision, et dans la mobilisation de l'anse iléo-cœcal dont les parties reprennent leurs positions et leurs fonctions primitives.

« Les bons résultats que donne la libération du cæcum immobilisé par des adhérences ne sauraient nous surprendre, dit M. Demoulin.

Elle est en tous points comparable à la libération de la vésicule biliaire dans les cas de péricholécystites fibreuses non calculeuses (opération de Fraenkel Sendler) où la destruction des brides périvésiculaires a donné de brillants succès ; elle est comparable encore aux faits du professeur Terrier qui, pratiquant la laparotomie sur deux sujets soupçonnés de cancer gastrique, ne trouva, dans un cas qu'un paquet d'adhérences de l'estomac, consécutives à un ulcère cicatrisé de ce viscère ; et, dans l'autre, qu'une petite induration au niveau du cardia et de nombreuses adhérences entre la face antérieure de l'estomac et la face inférieure du foie, d'une part, entre le foie et le diaphragme d'autre part, le pylore étant intact. Une guérison parfaite fut la conséquence de ces interventions.

« En gynécologie, les succès dus à des libérations d'adhérences ne se comptent plus ; que de femmes, privées de leurs annexes par une opération antérieure, ont dû subir une seconde laparotomie pour des douleurs persistantes qui cessèrent lorsque furent détruites les adhérences, résultat des dénudations péritonéales produites à la première opération et non réparées ! Enfin, les adhérences péritonéales douloureuses sont choses communes dans les hernies, et, maintes fois déjà, leur suppression fit cesser toute douleur. Il existe donc toute une vaste catégorie d'affections douloureuses des organes abdominaux qui sont uniquement le fait d'un travail de péritonite localisée : cela est connu depuis longtemps ; ce qui est moins vulgarisé, c'est l'efficacité d'une thérapeutique consistant en laparotomie suivie de destruction des adhérences.

Il y a là une véritable méthode dont l'application mérite d'être généralisée à tous les organes ». (Longuet : Traitement chirurgical de l'angiocholécystite non calculeuse, Th. Paris 1896).

Chez les malades dont nous avons parlé, il y a à noter cette différence que, dans le cas de M. Tuffier, la fosse iliaque droite n'était point douloureuse, tandis que, dans celui de M. Demoulin, le point de Mac-Burney était très évident. Ceci porterait à croire qu'il existait encore, dans ce dernier cas, au niveau du caecum un peu de péritonite localisée due à un processus inflammatoire mal éteint, ou bien que les adhérences elles-mêmes suffisent à déterminer cette douleur.

Lorsque l'obstruction intestinale est complète, il semble que la paralysie du caecum par des adhérences n'est pas seule en jeu pour produire la rétention fécale complète, et que la direction de l'iléon modifiée par les adhérences qui le relient à la paroi caecale interne y contribue pour une large part. Il est donc de toute importance au point de vue du traitement, de libérer le caecum complètement de ses adhérences, mais, de détruire aussi les brides qui le réunissent à l'iléon et de rendre, autant que possible, par cette opération, à ces deux organes leur mobilité et leur direction normales, ce qu'ont fait MM. Tuffier et Demoulin dont les deux opérés furent ensuite complètement guéris. Ces manœuvres semblaient très indiquées dans le cas rapporté par Revillod, de M. Julliard, qui, chez une de ses malades fit la laparotomie sans détruire les adhérences, dont la disposition était absolument la même que dans les cas précédents ; il en résulta, plus tard, une nouvelle crise d'obstruction, absolument semblable à celle qui l'avait précédée.

Le cas de M. Richelot diffère un peu des précédents en ce sens qu'on n'observait pas chez cette femme la courbure brusque de l'intestin ; il n'y avait pas obstruction complète ; mais, simplement, rétention incomplète des matières et des gaz, ballonnement, péritonisme, et envies de vomir, sans vomissements.

Nous ne parlerons que pour mémoire du cas d'obstruction

intestinale complète, consécutive à une opération d'appendicite avec péritonite généralisée, rapporté par M. Schwartz. L'obstruction avait été causée, non par des adhérences, mais par une tumeur du colon lombaire qui tenait au foie au niveau de l'angle colique, tumeur qui avait déterminé l'obstruction, laquelle avait pu être elle-même la cause de l'appendicite.

A côté de ces symptômes d'obstruction intestinale, on a pu observer des cas d'étranglement vrai par des brides péritonéales qui peuvent apparaître plus ou moins longtemps après l'opération.

Dans certains de ces cas, les symptômes, d'après M. G. Emerson Brewer pourraient être causés par l'appendice lui-même; mais le plus souvent, des brides péritonéales étranglent l'intestin à tel point qu'elles peuvent en déterminer la gangrène, comme dans le cas de l'auteur ci-dessus.

Le point étranglé peut être dans le voisinage de la fosse iliaque, tout près du cæcum, comme dans un cas de M. Routier, mais il peut aussi en être très éloigné, comme dans celui de M. Weiss.

Le seul traitement possible de cette complication est la destruction des brides péritonéales qui déterminent la constriction de l'intestin.

La laparotomie sera faite sur la ligne médiane et les brides seront recherchées d'abord dans la fosse iliaque droite : c'est là que la péritonite a débuté, c'est là qu'on a le plus de chance de les trouver. Si on trouve dans la fosse iliaque quelques adhérences péricæcales, on les détruira ; si l'étranglement ne cède pas et que l'on ne trouve pas là d'autres brides, il faudra les chercher plus vers la ligne médiane, puis vers la fosse iliaque gauche et d'une manière générale, là où tous les abcès consécutifs à l'appendicite ont le plus de tendance à se localiser.

Lorsqu'on aura trouvé le siège de l'étranglement, la bride qui le détermine sera rompue avec le doigt si elle est peu résistante et coupée aux ciseaux si elle l'est davantage. Il sera bon, dans certains cas, de mettre une ligature sur cette bride pour éviter une hémorragie consécutive. Aussitôt que les brides sont détruites et que l'obstacle au cours des matières est levé, on voit les gaz filer vers la partie de l'intestin qui est aplatie ; le cours des matières redevient normal et si aucune complication ne survient, le malade recouvre complètement la santé

Observation XI

De M. Revillod, de Genève (in th. Grandboulan, Paris, 1896).

Opération à froid. — Appendice introuvable. — Récidive au bout d'un an.

V... entre le 23 mai à l'hôpital Cantonal pour une troisième attaque de pérityphlite. A été pris, le matin même, en travaillant à la vigne de douleurs de ventre avec frissons. Frissons, vomissements, constipation. Les douleurs se propagent dans la fosse iliaque. Le 16 juin, l'état général est bon ; le malade se lève et a bon appétit. Mais on sent, au-dessous du ligament de Poupart, un cordon dur qui paraît fixe dans la fosse iliaque.

Le 18 juin, il est tranféré en chirurgie pour être opéré en vue de ce cordon qui persiste.

L'opération est faite pour ainsi dire à froid par le professeur Julliard, qui trouve le cæcum et l'intestin grêle unis par des adhérences qu'on ne peut détacher par une traction légère. Il n'y a pas de sensation de tumeur, pas d'abcès, enfin on ne trouve pas l'appendice vermiforme. Une anse intestinale qui avait été sortie est refoulée ; l'incision refermée se cicatrise par première intention.

L'année suivante, le 5 mai 1891, notre malade revient pour les mêmes accidents. C'est donc une quatrième attaque de pérityphlite pour laquelle nous nous sommes contenté cette fois des soins médicaux.

L'opération a en effet été inutile : 1° Comme n'ayant pas révélé l'existence d'une lésion digne d'être opérée ; 2° comme n'ayant pu préserver le patient d'une quatrième rechute.

Observation XII

De M. Richelot (in th. de Kouindjy, Paris, 1898).

Crises appendiculaires après l'amputation chirurgicale de l'appendice. — Présence d'un cordon simulant l'appendice à la palpation. — Intervention secondaire. — Libération des adhérences du cæcum et de l'intestin. — Guérison complète après la seconde opération.

Amélie P..., femme C..., âgée de vingt-neuf ans et demi, chenilleuse, a eu à douze ans une fièvre typhoïde. Réglée à dix-sept ans. Irrégulièrement réglée jusqu'à l'année 1890, pendant laquelle on lui fait une castration ovarienne. A fait une fausse couche de six mois à l'âge de seize ans. Présente, en 1890, des douleurs au ventre persistant depuis deux années, avec péritonite et leucorrhée. Elle fut alors atteinte d'annexites volumineuses.

Le 27 octobre 1890, M. Richelot pratique la laparatomie sous-ombilicale; il trouva les annexes droites adhérentes, qu'il réséqua; les ovaires de la malade présentaient deux gros kystes de la grosseur d'une noix, avec dégénérescence kystique avancée.

Le 17 novembre de la même année, la malade quitta le service complètement rétablie.

En 1893, Amélie P... fut prise de nouvelles douleurs dans le ventre, avec légère péritonite, qui décidèrent M. Richelot à lui faire une hystérectomie vaginale. L'opération est faite le 3 juin 1893. La malade sort de l'hôpital après deux semaines, guérie.

Au commencement de l'année 1896, la malade est prise d'une forte crise d'appendicite qui la force à rester au lit cinq jours; douleurs fixes au point de Mac Burney. Ballonnement du ventre, douleur à la palpation et vomissement. Après cette attaque, elle est prise tous les mois d'une nouvelle crise d'une durée de trois à quatre jours. Les deux derniers mois, elle fut obligée de s'aliter sans pouvoir marcher, tant la douleur dans la fosse iliaque droite était forte. En même temps, elle est atteinte de troubles digestifs; depuis six mois, elle ne peut prendre que du lait.

A l'examen, on trouve des signes d'appendicite bien appréciables, mais la cavité pelvienne est absolument saine.

Le 4 juin 1896, on opère la malade. On fait une incision iliaque de Kank. On trouve le cæcum sans adhérence, très sain et libre dans la fosse iliaque. On trouve facilement l'appendice. Celui-ci est long, non adhérent, fixé seulement au cæcum par un méso graisseux paraissant sain. En deux ou trois points, ce méso est un peu bosselé; on suppose que ce sont des petites concrétions.

On procède alors à l'ablation absolue de l'appendice. On fait le moignon suivant l'usage et on termine la fermeture de la paroi abdominale par la suture en étages.

La malade se porte bien jusqu'en novembre 1897. A cette époque, elle se présente de nouveau à l'hôpital, se plaignant de douleurs nerveuses et rhumatoïdes dans le ventre. Parfois elle présente un léger ballonnement du ventre avec envie de rendre. Comme la malade se plaignait en même temps de bouffées de chaleur, quelquefois une dizaine à la fois, M. Richelot, la considérant comme une névropathe, lui donna un traitement contre ses nerfs. Mais la santé de la malade ne s'est pas améliorée jusqu'à sa rentrée dans le service.

Le 15 janvier dernier, Amélie P... se présente de nouveau en se plaignant de fortes douleurs dans la fosse iliaque droite, douleurs qui ont augmenté depuis le mois de novembre 1897. Ces douleurs ont été accompagnées de temps à autre par un peu de ballonnement du ventre, de péritonisme, d'envies de vomir, toujours entravées; la malade réclame l'intervention chirurgicale.

A l'examen de la fosse iliaque droite, on sent par la palpation une sorte de boyau vertical et induré, qui était le siège de la douleur spontanée. La pression exagérait la douleur. Étant sûr que ce ne pouvait être l'appendice, réséqué par M. Richelot le 4 juin 1896, celui-ci se décide à aller à la recherche de cette tumeur longitudinale, douloureuse, très sensible à la pression et qui est la cause de troubles, rappelant exactement le tableau de l'appendicite.

Le 15 janvier 1898, la malade est opérée, on fait la nouvelle incision sur l'ancienne incision de l'appendicectomie. Après avoir ouvert le péritoine, on arrive sur le caecum, entouré par des adhérences, et fortement adhérent à la paroi abdominale, au voisinage de l'ancienne plaie. L'induration verticale, qu'on a sentie avant l'intervention par la palpation, était formée par la bandelette antérieure des fibres musculaires longitudinales de l'intestin, tendue comme une corde et fixée en bas par des adhérences. On libère facilement le caecum qu'on abandonne dans l'abdomen, la malade étant sur un plan incliné : on finit ensuite l'opération en s'assurant que le moignon appendiculaire est bien cicatrisé, et on termine l'opération sans aucune complication.

La malade se rétablit vite et étant obligée de se rendre chez elle le plus tôt possible, elle quitte le service aussitôt les fils cutanés enlevés.

Nous avons vu la malade le 15 avril, trois mois après l'opération. Nous avons examiné la fosse iliaque droite et nous n'avons rien trouvé d'anormal. La nouvelle cicatrice tenait bien; point d'éventration ni de hernie. La paroi abdominale est souple, le ventre facile à palper. Mais la malade étant très constipée depuis des années, n'a pas pu arriver à régulariser les fonctions de son tube digestif, et sans purgatif ou lavement, elle n'arrive pas à aller à la selle.

La constipation, chez elle, s'accompagne de légères douleurs sourdes, ressenties dans la fosse iliaque droite; elles cessent avec la purge et ne reviennent qu'à la prochaine constipation. En dehors de ces légères douleurs la malade n'accuse pas d'autres suites post opératoires.

Observation XIII (résumée)

(De G. Emerson Brewer (*In Annals of Surgery 1898, p. 376*)

Coliques intestinales. — Fièvre typhoïde supposée. — Induration abdominale médiane. — Incision. — Large Cavité purulente. Fistule fécale par ulcération de l'appendice. Pneumonie. Complète guérison de l'état pulmonaire et de l'état abdominal ; plus tard obstruction intestinale fatale due à un étranglement par une bride d'adhérences.

Une jeune femme de trente cinq ans fut atteinte en février 1890, d'une appendicite qui évolua avec les symptômes d'une fièvre typhoïde. Elle fut examinée par les Dr Painter et Markoé. Elle présentait une induration abdominale médiane ; une incision médiane fut faite de l'ombilic au pubis qui conduisit dans une large cavité purulente. Celle-ci fut drainée et tamponnée à la gaze iodoformée. Il se fit une fistule fécale qu'on supposa dûe à une ulcération de l'appendice.

L'examen de la malade ayant fait reconnaître l'existence d'une collection pelvienne, le cul de sac de Douglas fut ouvert, et la cavité drainée par le cul de sac postérieur du vagin.

La malade allait mieux quand, tout à coup, elle fut reprise d'une fièvre intense ; elle fit une pneumonie du côté droit, puis une du côté gauche. Elle s'en rétablit petit à petit et alla à Adirondaks. Elle continuait à recouvrer la santé, quand, tout à coup, elle fut prise d'une attaque d'obstruction intestinale. La laparatomie qui fut faite, montra un petit noyau de gangrène, produit par un étranglement dû à une adhérence.

Pendant un certain temps, l'auteur se demanda quelles conditions pathologiques pourraient déterminer des symptômes d'un caractère si particulier.

En examinant un des sujets à l'amphithéâtre peu de temps après, un appendice mesurant 11 pouces fut trouvé couché transversalement sur la face antérieure du ligament large droit de l'utérus et s'étendait ainsi jusqu'au ligament large gauche. L'utérus était manifestement rétroversé. L'appendice avait repoussé l'utérus en arrière et présentait une petite perforation à son extrémité. Cette perforation fut suivie d'une nécrose progressive de l'organe entier avec formation de fortes adhérences et les symptômes avaient été exactement semblables à ceux du cas précédent.

Ces faits ne doivent pas nous étonner. M. Routier a signalé à la Société de Chirurgie du 26 décembre 1894 un cas d'occlusion par un appendice sain ou considéré comme tel.

Observation XIV

De M. Weiss, de Nancy (*Revue de Chirurgie*, juillet 1896.)

Appendicité avec péritonite suraiguë guérie par une première laparatomie. — Étranglement interne consécutif un mois après. — Deuxième laparotomie également suivie de guérison.

Le 29 novembre 1896, je suis appelé par mon collègue le professeur Simon pour voir un jeune garçon de treize ans souffrant depuis trente-six heures environ.

L'enfant était d'une bonne santé apparente lorsqu'il fut pris brusquement de douleurs violentes dans le ventre, très accentuées, surtout à droite, en même temps qu'étaient survenus quelques vomissements bilieux et alimentaires.

Au premier abord, son état ne parait pas autrement alarmant; le ventre n'était que légèrement ballonné; la sensibilité n'était pas excessive et M. Simon crut pouvoir se borner aux moyens purement médicaux. Cependant, dans la soirée du 28 novembre, le ballonnement du ventre ayant notablement augmenté, il me pria de le voir le lendemain matin avec mon collègue M. Février.

Nous constatons un ballonnement général de tout le ventre, avec douleur à la pression, surtout dans la fosse iliaque droite où l'on perçevait une fluctuation profonde assez obscure : faciès grippé, pouls 100 par minute, température 39°; plus de vomissements depuis la veille; bref, l'état de ce jeune homme n'était pas autrement alarmant et mes deux collègues penchaient à attendre encore quelques heures afin de voir la tournure que prendraient les évènements. Me basant sur l'existence d'une fluctuation développée rapidement, c'est à dire en quarante-huit heures, sur le ballonnement qui s'était généralisé très vite, j'étais d'avis d'intervenir immédiatement et je n'eus aucune peine à les convaincre.

L'enfant est transporté séance tenante au pensionnat de l'hôpital et opéré à neuf heures du matin.

L'incision de l'abdomen est faite latéralement, suivant le procédé de Roux, c'est-à-dire parallèle au-dessus de l'arcade crurale; elle répond au point fluctuant de la fosse iliaque droite et à une longueur de 10 centimètres. A peine le péritoine est il incisé qu'il s'écoule un flot de pus d'une odeur fétide, dont la quantité peut être évaluée à 200 grammes; les parois de cet abcès paraissent formées de fausses membranes molles qui sont soigneusement respectées.

En y introduisant délicatement le doigt, je ramène un corps étranger brunâtre, du volume d'une amande, qui est reconnu être formé de matières fécales durcies. C'est évidemment le corps du délit, la concrétion stercorale qui a perforé les parois de l'appendice et causé la péritonite actuelle.

La grande séreuse parait isolée jusqu'à présent de la collection periappendiculaire, car la pression sur le restant du ventre ne fait pas sourdre de pus ; de crainte de l'ouvrir, l'appendice n'est pas recherché et je me contente de bourrer la cavité avec de la gaze iodoformée.

Dès le lendemain, une amélioration notable s'est produite dans l'état de l'enfant ; il a eu quelques vomissements chloroformiques, mais la température est tombée et le pouls est satisfaisant. Le soir, émission de gaz par l'anus.

Les jours suivants l'amélioration se prononce de plus en plus. La température se maintient entre 37 et 37°5.

Le premier pansement est fait le quatrième jour ; j'enlève la plus grande partie de la mèche de gaze et on n'en laisse qu'une petite portion qui est trop adhérente.

Le 6 décembre, la mèche est totalement enlevée ; je constate à ce moment l'écoulement d'un liquide brun qui a une odeur fécale et qui provient évidemment d'une fistule intestinale. La plaie qui s'est déjà notablement rétrécie est lavée soigneusement et tamponnée avec de la gaze iodoformée.

A partir de ce moment pansement journalier qui amène rapidement la fermeture de la fistule stercorale. L'état général de l'enfant est aussi satisfaisant que possible et il commence à s'alimenter d'une façon plus substantielle, seules les selles sont très lentes à se régulariser et souvent plusieurs lavements sont nécessaires pour en obtenir.

La guérison paraissait assurée quand le 22 décembre, la malade éprouva dans la nuit des coliques extrêmement violentes en même temps que se montrait un peu de ballonnement du ventre. J'attribue ces accidents à de la constipation et prescris un purgatif qui amène plusieurs selles et un soulagement notable.

Cet orage paraissait devoir être passager quand dans la nuit du 24 au 25 décembre, les coliques abdominales se reproduisent avec une intensité extraordinaire, arrachant des cris à l'enfant. A la visite du matin, je le trouve dans un état alarmant : le faciès est grippé, le pouls fréquent, les plaintes incessantes ; il parait beaucoup plus souffrant qu'au début de sa maladie. Il n'y a pas eu de selles depuis la veille et pas d'émission de gaz par l'anus.

L'examen du ventre décèle les particularités suivantes : il y a un ballonnement partiel limité à la partie moyenne péri-ombilicale, tandis que les flancs sont aplatis. Les anses intestinales surtout au moment des coliques, se dessinent et se déplacent nettement au-dessous de la paroi, ce qui, pour moi, constitue toujours l'indice d'un obstacle à la circulation intestinale. En conséquence, je pense à l'existence d'un étranglement interne produit par une bride consécutive à la péritonite antérieure. Je crois pouvoir d'après le point particulièrement douloureux et la forme du ballonnement localiser l'obstacle à la partie moyenne de l'intestin grêle. Comme il y a à peine dix heures que les accidents ont débuté, je remets à l'après-midi une intervention que, dès ce moment, je juge devoir s'imposer.

A midi, premier vomissement bilieux. A trois heures, deuxième vomissement nettement fécaloïde ; je n'hésite plus et, séance tenante, avec les mêmes aides, je pratique une deuxième laparotomie destinée à lever l'étranglement.

L'incision de la paroi abdominale est faite, cette fois, sur la ligne médiane, au-dessous de l'ombilic. A peine le ventre ouvert, je tombe sur des anses distendues appartenant à la première portion de l'intestin grêle. En les soulevant, j'aperçois la bride au-dessous de laquelle ces anses sont aplaties. C'est l'obstacle, à coup sûr, résultat de la péritonite qui était en train de se généraliser au moment de la première intervention, car elle est loin de la fosse iliaque où je constate quelques adhérences qui ne paraissent jouer aucun rôle dans l'étranglement actuel. La bride, assez molle, est déchirée facilement avec le doigt sans qu'une ligature soit nécessaire ; aussitôt, on voit la circulation intestinale se rétablir et la pression faire filer les gaz vers le segment inférieur. Le ventre est refermé avec drainage à la Mikulicz à la partie inférieure de l'incision ; je prends soin d'isoler la plaie non encore cicatrisée, de la fosse iliaque par un pansement ouaté et collodionné pour éviter une contagion de voisinage.

Dans la journée, il y un soulagement très marqué ; mais l'enfant, fatigué de ces deux opérations successives se trouve dans un grand état de faiblesse.

Néanmoins, les jours suivants, il se remonte petit à petit ; le drainage est supprimé le quatrième jour et la plaie médiane se cicatrise de même que celle de la fosse iliaque. L'alimentation redevient possible et la régularité des selles est obtenue par des lavements.

Aucun incident ne vient plus troubler la guérison et vers la fin de janvier 1897, il quitte le pensionnat dans l'état le plus satisfaisant.

Je l'envoie se remettre complètement chez ses parents, en Alsace, où j'ai eu l'occasion de le revoir au mois d'avril, complètement guéri.

Observation XV (résumée)
de M. Routier
(*In th. de Siron*, Paris 1898)

Jean R..., treize ans et demi, douleurs violentes depuis six mois, une crise il y a quinze jours.

Le 23 juin 1890, douleurs violentes dans la fosse iliaque droite, vomissements.

Le 25, M. Routier trouve le point de Mac-Burney.

Opération par incision le long du grand droit. Lavage du petit bassin et de la région iléo-cæcale, asséchement par éponges. Deux gros drains sont placés au fond du petit bassin, un troisième dans le tissu iléo-cæcal. On met deux mèches iodoformées, et, au milieu, une vessie de glace.

26. — Plus de vomissements. T. 37° 4. P[ls] 100.

27. — Gaz rendus. T. 37°-2. P[ls] 96.

29. — Selle par lavement.

30. — On enlève mèche et drain cæcal externes ; les deux autres sont raccourcis. Une selle.

3 juillet. — Pansement souillé par les fèces. Pas de selle naturelle.

1° L'enfant ressent une crise douloureuse atroce à l'épigastre. P[ls] 80. T. 38°-2. Vomissements.

On sent dans le grand droit une corde dure.

2° Signes d'occlusion intestinale.

M. le professeur Dieulafoy et M. Routier trouvent de la matité dans toute la moitié gauche, sous ombilicale du ventre et pensent à un abcès.

A 8 heures du soir, sous le chloroforme, M. Routier, fait une laparotomie médiane. Il sort du liquide séreux très abondant à l'ouverture du péritoine.

Les anses intestinales sont rouges, arborisées, distendues.

Après quelques recherches, M. Routier trouve cinq ou six points d'étranglement par adhérences et plicatures dans la fosse iliaque droite près du cæcum, dont le bout appendiculaire coupé par la ligature parait à la plaie.

Après ouverture de l'intestin grêle sur la ligne médiane et quelques sutures superficielles, on fait un pansement iodoformé. L'enfant meurt à deux heures du matin.

FISTULES

Depuis que l'opération de l'appendicite est à l'ordre du jour, on trouve dans les nombreuses observations rapportées par les chirurgiens ou leurs élèves de nombreux cas de fistules appendiculaires ; mais le nombre de lignes consacrées à ces fistules est généralement des plus restreint ; pour certaines même, le fait est cité et c'est tout.

Dans sa leçon clinique du 11 mai 1898, M. Reclus disait : « L'extirpation du vermis n'est pas aussi nécessaire qu'on le croit ; je n'ai jamais eu de récidive. Brun rapporte une observation sur un malade qui après incision de l'abcès sans ablation de l'appendice vit se produire une suppuration de la fosse iliaque et l'intervention montra un clapier au fond duquel était l'appendice distendu par un calcul stercoral.

Routier possède, je crois, une observation de ce genre, et j'ai opéré avec Richelot un jeune homme qui conservait une fistule iliaque ; un large débridement nous mena sur l'appendice perforé.

Enfin, je viens d'être consulté par un colon de l'île Maurice, opéré depuis longtemps déjà de l'appendicite, et chez lequel persiste un trajet purulent. »

M. Guinard a rapporté dans le tôme VII du traité de chirurgie des cas de fistules appendiculaires consécutifs à des appendicites non opérées ou passées inaperçues.

M. Poncet, en rapportant vingt-sept observations d'appendicite, dans la revue de chirurgie de 1892, dit à propos des complications : « nous n'avons pas vu persister de fistules purulentes : le pus s'est tari chez nos malades d'une façon plus ou moins rapide suivant les formes morbides ; plus lentement dans les formes chroniques ou subaiguës que dans les formes aiguës, mais toujours sûrement. En revanche, nous avons observé deux cas de fistules stercorales : l'une par l'orifice de l'appendice vers son point d'implantation cæcale, après sa résection ; l'autre par ulcération du cæcum amenée par le contact trop prolongé de la gaze avec ses parois.

La première de ces fistules s'est tarie en quinze jours ; la cause en avait été l'impossibilité d'établir une suture de la portion restante de l'appendice ; elle restait ouverte.

L'ulcération cæcale n'entraîna aucun trouble de la nutrition générale, bien qu'à un moment donné la plus grande partie des matières sortît par cette ouverture contre nature. Au contraire, la jeune fille qui en était porteur avait récupéré un notable embonpoint. Cette infirmité exigea une intervention secondaire, laquelle d'ailleurs amena l'oblitération complète ».

Le plus souvent, c'est consécutivement aux opérations à chaud qu'on observe ces fistules. Un certain nombre sont seulement mentionnées et de cause inconnue ; pour d'autres, au contraire, la nécessité d'une action nouvelle a permis de trouver la persistance du trajet : un fil infecté qui entretenait la suppuration sur l'appendice ou dans les plans (cas de Weiss, *Revue de chirurgie* de juillet 1898), ou des débris d'appendice gangréné qui n'avaient pas été évacués avec le contenu de l'abcès, ou une perforation du cæcum, de l'appendice ou de l'iléon donnant passage aux matières fécales (fistules stercorales ou pyostercorales), ou un moignon appendiculaire dont la muqueuse non détruite est ulcérée ou atteinte de folliculite sans ulcération, ou des corps étrangers (épingles, calcul stercoral), ou de la tuberculose du cæcum, de l'appendice ou du trajet.

L'actinomycose appendiculo-cæcale donne souvent aussi des fistules post-opératoires ou spontanées.

Les fistules dues à la suppuration d'un fil sont ordinairement de peu d'importance ; leur trajet est presque toujours unique et il aboutit extérieurement à un point de la cicatrice. La suppuration provoquée est peu abondante ; elle apparaît dans les jours qui suivent l'opération ou plusieurs semaines après ; et, quand elle a été faite à chaud avec drainage au tube de caoutchouc et à la gaze, la cicatrisation se fait presque aussi régulièrement que lorsqu'elle doit aboutir à une guérison complète.

La plaie se rétrécit de plus en plus et finalement, il ne reste plus qu'un petit pertuis qui persiste indéfiniment jusqu'à l'expulsion du fil, expulsion qui peut se faire spontanément, mais qui nécessite souvent, dans les cas post opératoires d'intervention à chaud, des soins particuliers et l'énucléation du fil infecté.

Ce dernier, étant presque toujours un fil de soie, ne peut pas pas être senti par l'exploration au stylet qui rendra compte toutefois de la profondeur à laquelle se trouve l'élément qui est l'origine de la suppuration. Si le stylet s'enfonce bien profondément dans le trajet sans rencontrer de résistance, il y a beaucoup de chance pour que cette origine soit sur l'appendice lui-même. Si au contraire, après avoir cherché le trajet dans les différentes directions, le stylet s'arrête non loin de la surface, le point de départ de la suppuration est dans l'un des plans qui constituent la paroi.

Si l'opération a été faite à froid, les choses se passent un peu différemment, parce que dans ce cas, un des meilleurs moyens d'éviter l'éventration est de faire la suture immédiate des parois par plans. Le pus qui prend naissance dans la profondeur ou dans la paroi n'ayant pas d'issue, se collecte en abcès avant de s'évacuer et donne ordinairement lieu à une élévation de température. Si la suppuration est profonde, le pus peut filtrer au travers de la suture et la désunir, ou bien l'intervention du chirurgien redevient nécessaire pour l'ouverture de l'abcès. Dans le premier cas, la fistule peut durer longtemps, parce que l'orifice par lequel le liquide purulent filtre est très étroit et que le fil, origine de la fistule, reste dans l'abcès ; dans le deuxième cas, la fistule peut encore durer si le fil inséré sur le moignon n'a pas été détaché par la suppuration ; mais souvent ce fil est devenu libre dans la cavité, s'évacue par l'ouverture large de l'abcès qui est faite, ou bien qu'il est rejeté dans les lavages consécutifs à cette ouverture.

Il en est de même dans les cas d'abcès formés dans les parois, abcès qui s'ouvrent ou sont ouverts assez largement et desquels le fil sort avec le pus ou avec les liquides de lavage.

Dans un cas de M. Weiss, de Nancy, chez un malade opéré à froid d'une appendicite à rechutes après trois attaques, l'opérateur avait drainé la plaie dans la profondeur et le drain avait été remplacé vers le sixième jour par une mèche iodoformée qui maintenait la plaie ouverte. La guérison de la plaie paraissait complète vers le quinzième jour, lorsque cinq jours après il survint un léger malaise et un peu de fièvre dûs à la suppuration d'un fil profond. Il produisit un abcès qui s'ouvrit spontanément par l'orifice du drain et retarda la guérison de quinze jours environ. La guérison fut ensuite définitive.

Dans la plupart des crises aiguës ou suraiguës d'appendicite donnant lieu à de la septicémie péritonéale ou à la péritonite généralisée, l'appendice est profondément gangréné.

Dans certains cas, il est complètement détruit, libéré de ses attaches au péritoine et au cæcum et expulsé spontanément avec le pus qui sort par l'ouverture de l'abcès; dans d'autres cas, un certain nombre de ces attaches persistent : le processus vermiforme n'est pas complètement séparé du cæcum par sa base et il est encore relié au péritoine, bien qu'étant à peu près complètement détruit; il y a lieu alors de faire une distinction suivant que l'opération a été faite avec ou sans prosphysectomie. Lorsqu'il n'y a pas eu prosphysectomie, les débris morts ou vivants de l'appendice rattachés au cæcum et au péritoine et recevant encore du sang des vaisseaux continuent à fournir dans la plaie un pus abondant qui entretient une fistule, laquelle peut durer plusieurs mois et nécessite très souvent une intervention.

Lorsque la guérison de ces fistules a lieu spontanément, elle est presque toujours fort longue et peut se faire de plusieurs façons : ou bien l'appendice complètement détruit et gangrené n'a conservé avec le péritoine et le cæcum que des rapports de contact ou de très fines attaches capables de se rompre sous l'influence de causes mécaniques telles que lavages, curetages, compression par les pièces de pansement, et il sort au bout de quelques jours, laissant ensuite la réparation se faire avec un léger retard; ou bien ces attaches ont une certaine solidité, la fistule a une durée qui est beaucoup plus longue et qui varie non pas avec la solidité des liens qui relient l'appendice au cæcum et au péritoine, mais avec la partie gangrenée plus ou moins grande de l'organe malade qui fournit pendant un certain temps des éléments à la suppuration. La partie encore vivante du processus reliée à ses vaisseaux se rétracte, s'oblitère, se transforme en cordon fibreux, ordinairement aseptique; la petite ouverture appendiculaire qui faisait communiquer le cæcum et la plaie se ferme ordinairement avant l'élimination de toutes les parties sphacélées et c'est à ce moment, quelquefois au bout de six ou huit mois que la suppuration se tarit, que la fistule se ferme et que la guérison devient définitive.

Chez un certain nombre d'opérés, lorsque l'appendice, resté en place, est perforé à son sommet, ces fistules persistent plus longtemps encore, constituant une infirmité pénible pour laquelle les malades réclament eux-mêmes l'intervention du chirurgien, intervention qui consiste à faire la prosphysectomie.

Lorsque celle-ci a été faite d'emblée, des fistules peuvent encore exister, mais elles sont dûes alors à d'autres causes. Après l'ablation de l'appendice, il reste un moignon plus ou moins grand. Pendant longtemps, on s'est contenté pour cette opération de lier l'appendice à sa base, à son point d'implantation sur le caecum, avec un fil de soie, et de le sectionner.

Dans certains cas, la guérison s'opérait parfaitement lorsque la muqueuse était saine à ce niveau ; mais cette muqueuse peut présenter sur sa partie libre, dans la plaie une ulcération ou un peu de folliculité, lésions qui amènent sur le moignon la suppuration qui dure longtemps et peut nécessiter la destruction de la muqueuse, comme dans un cas de M. Rochart cité par M. Demoulin au Congrès de chirurgie, 19 octobre 1898, et dans un autre cas rapporté dans la thèse de Mlle Gordon.

Dans d'autres cas, la suppuration est entretenue par un corps étranger qui se trouve dans le fond de la plaie. Ce corps étranger peut être une épingle qui a traversé les parois de l'appendice, un grain de plomb, une concrétion fécale, un calcul stercoral. Les cas de fistules par calcul se rencontrent assez fréquemment ; elles durent jusqu'à l'expulsion de la cause qui les entretient. Quelquefois, le calcul est expulsé au bout d'une dizaine de jours, comme dans le cas de M. Demoulin ; d'autres fois, la cicatrisation se fait à la superficie ; l'ouverture de la plaie se rétrécit, mais il reste dans la profondeur un foyer qui renferme le calcul et qui entretient la suppuration (cas de Buscarlet). Parfois même la cicatrisation est complète comme dans le cas de Routier, et le calcul amène secondairement la formation d'un abcès qui s'ouvre habituellement sur la ligne de suture et qui laisse un trajet persistant jusqu'à l'expulsion du calcul.

Lorsque l'appendice est de nature tuberculeuse, le caecum est presque toujours pris avec l'appendice et la fistule peut être dûe à une ulcération tuberculeuse du moignon, ou a une ulcération perforante du cæcum, amenant dans le trajet la formation de fongosités qui donnent à la fistule une durée indéterminée.

M. Quénu en 1895, sur seize cas d'intervention avait eu à opérer trois appendicites tuberculeuses ; l'un de ses opérés mourut d'abcès bronchique et les autres guérirent complètement sans fistule.

Dans un cas de M. Kirmisson, l'examen du pus fait par M. Küss, interne de M. Hutinel, montra seulement la présence du coli-bacille ; il fut impossible de trouver un bacille de Koch ailleurs que dans les ulcérations. Dans les trente-cinq cas d'intervention d'appendicite tuberculeuse rapportés dans la thèse d'Aynès, on relève quatre fistules dont trois se fermèrent spontanément, la quatrième, une fistule stercorale, nécessita au bout d'un an une intervention ; cette malade mourut quelque temps après.

Dans l'appendicite actinomycosique, le cæcum, le péritoine et les parois sont souvent prises avec l'appendice ; il y a presque toujours formation de fistules multiples dont les unes occupent la cicatrice, les autres sont plus ou moins éloignées.

Celles qui sont sur la cicatrice sont ordinairement profondes ; les autres, au contraire, sont le plus souvent superficielles et le stylet est arrêté aussitôt qu'on essaie de pénétrer profondément. De plus, le ramollissement et la fistulisation des points malades sont précédés de l'apparition d'une tache bleu violet.

Les fistules appendiculaires ne peuvent guère être confondues avec des fistules ayant une autre origine, à moins cependant qu'elles succèdent à un abcès ouvert spontanément.

Dans les cas rapportés par Guinard, une de ces fistules siégeait chez une jeune fille à la face antéro-externe de la cuisse, à deux travers de doigt au-dessous de l'arcade de Fallope et pouvait faire croire à une fistule consécutive de la tuberculose osseuse ou ganglionaire de la région ; une autre consécutive à un abcès gazeux de la fosse iliaque externe droite, occupant cette région jusqu'au grand trochanter, semblait tenir à une coxalgie de voisinage ; l'examen de son trajet conduisit par un goulot traversant la paroi musculaire près de la crête iliaque dans une poche péricæcale où l'appendice était perforé ; une troisième fistule dont l'orifice externe siégeait à la région lombaire droite avait depuis douze ans provoqué des diagnostics variés de tuberculose vertébrale, de tuberculose iliaque, d'abcès périnéphrétique : M. Guinard et M. Peyrot purent arriver sur un appendice perforé à son extrémité dans une poche occupant la région cæcale.

Dans ces fistules consécutives aux abcès ouverts spontanément dit, M. Guinard, le trajet fistuleux plus ou moins long et sinueux entre la poche péritonéale et la peau, s'insinue sous le plan musculaire de la paroi, où il forme des diverticules et des clapiers. Ces caractères permettent de distinguer ces fistules spontanées de celles qui sont consécutives à l'ouverture d'un abcès appendiculaire.

Lorsqu'il y a eu attaque d'appendicite et opération, la chose est claire ; mais quelquefois le malade a été pris de coliques plus ou moins violentes, la crise d'appendicite est passée inaperçue ; s'il se forme un abcès dans la fosse iliaque, l'ouverture de cet abcès peut donner lieu à une fistule pour laquelle on pourra encore penser à une origine appendiculaire probable à cause de son siège ; mais si l'attaque d'appendicite était passée inaperçue et que l'abcès se forme à une certaine distance de la fosse iliaque, son ouverture peut donner lieu à une fistule dont le traitement seul fera connaître l'origine appendiculaire.

Nous savons maintenant que la fistule est d'origine appendiculaire, pourrons-nous faire le diagnostic de la cause ? Ce diagnostic n'est pas toujours chose facile : deux moyens permettent d'y arriver ; ce sont 1° l'examen bactériologique de la sécrétion, 2° le traitement même de la fistule.

L'examen bactériologique devrait être fait chaque fois qu'on entreprend le traitement d'une fistule appendiculaire, car il peut fournir à ce point de vue de précieuses indications, tantôt le liquide émis à l'orifice est presque incolore, c'est une sérosité louche et il ne donne au microscope que quelques globules blancs et quelques éléments de desquamation, mais presque pas de microbes ; dans ces cas, on a affaire à une hypersécrétion de la muqueuse appendiculaire non détruite et atteinte de folliculite lymphatique; tantôt au contraire, le liquide épanché est brunâtre, d'odeur fécaloïde; il montre au microscope de petites parcelles de matières fécales et tous les éléments de la flore-

microbienne, en particulier le coli bacille ; on a dans ces cas une concrétion fécale dans la plaie ou une petite perforation dont le siège peut-être, quoique ignoré, sur l'appendice lui-même, sur le cæcum ou sur l'intestin grêle; dans certaines perforations plus étendues qui prennent parfois les proportions d'un anus contre nature, l'origine fécale de la fistule ne fait aucun doute; il n'en faut pas conclure dans ces cas que l'examen microscopique n'est pas utile, car la non cicatrisation de la plaie intestinale appendiculaire ou cæcale peut tenir à la tuberculose l'actinomycose, et il résulte de ces faits des renseignements nécessaires pour instituer un traitement rationnel.

Dans d'autres cas de fistules simplement purulentes, l'examen miroscopique montre de nombreux globules blancs et les éléments actifs de la suppuration : le plus fréquent est le coli-bacille ; on y trouve aussi le streptocoque et le staphylocoque ; les actinomyces enfin peuvent se rencontrer : on peut les prévoir par des caractères spéciaux des fistules appendiculaires actinomycosiques ordinairement multiples, les unes siégeant sur la cicatrice même et les autres dans les environs, toutes étant précédées de l'apparition d'une zône d'un bleu violet au niveau de leur ouverture externe. Celles qui sont sur la cicatrice sont ordinairement plus profondes. Le bacille de Koch enfin peut se rencontrer dans le pus, mais il est difficile de l'y mettre en évidence à cause de l'abondance beaucoup plus grande du coli-bacille, à tel point que l'on peut dire que dans l'appendicite bacillaire, si les parois portent des ulcérations tuberculeuses et renferment le bacille de Koch, l'intérieur de la cavité renferme surtout du coli bacille et des globules blancs (cas de Kirmisson).

Ce coli bacille peut être remplacé par du streptocoque ou du staphylocoque. Le meilleur moyen de déceler le bacille de Koch dans l'écoulement purulent d'une fistule appendiculaire, consiste à faire une inoculation à un cobaye qui meurt quelques jours après et on retrouve les lésions de la tuberculose. La méthode des cultures peut aussi fournir sur ce point quelques indications.

Nous avons dit que le traitement permettait aussi de diagnostiquer la cause de la fistule appendiculaire. Lorsque cette cause a été décélée par le microscope, les résultats du traitement, dans la tuberculose et l'actinomycose permettent de contrôler la nature de la lésion ; la présence de fils, de grains de plomb a pu n'être reconnue que par leur sortie dans le liquide de lavage avec ou sans dilatation préalable ou une nouvelle intervention. La dilatation a fait reconnaître également l'existence de calculs qui entretenaient la suppuration. L'un de ces calculs ayant amené une fistule précoce dans le cas de Demoulin sortit sans dilatation dans un lavage au bout du dixième jour. Dans le cas de Buscarlet, il sortit, après dilatation, au bout d'un an.

Les fistules appendiculaires post-opératoires, qu'elles soient consécutives à l'intervention à froid ou à l'intervention à chaud, sont ordinairement de peu de gravité, comparativement à celle de l'affection qui leur a donné naissance.

Les petites fistules fécales par perforation ou défaut d'oblitération de l'appendice, petite perforation de cæcum ou du petit intestin guérissent d'elles-mêmes en un temps variable de quelques jours à plusieurs mois. Celles qui sont entretenues par un fil, par un fragment gangréné de l'appendice ou par un calcul guérissent par l'expulsion des éléments qui les entretiennent. Les grandes fistules fécales constituent une infirmité plus pénible et plus durable, très tenace quand la plaie se complique de tuberculose ou d'actinomycose de la région. Elles exigent, pour guérir des interventions sérieuses qui peuvent aller jusqu'à la résection de l'anse iléo-cæcale.

Le traitement des fistules post-opératoires de l'appendicite est essentiellement variable avec la cause et avec l'infection qui a déterminé la maladie : d'une manière générale, les règles de l'hygiène seront observées avec le plus grand soin. M. Reclus a vu se fermer en quelques semaines, une fistule qui durait depuis plus d'un an, par l'envoi du malade à la campagne.

La première chose à faire, avant d'instituer aucun traitement, sera de rechercher la constitution bactériologique des liquides émis par la fistule et de déterminer, d'une façon aussi précise que possible, la cause de la persistance du trajet. Ceci fait, on appliquera à chaque cas le traitement qui lui convient. Dans tous, on entretiendra le cours libre des matières par les moyens habituels.

Dans les cas de fistules, dont la cause est inconnue, et qui sont dûes au coli bacille, on rapprochera par compression les parois de la fistule; on peut essayer les injections de teinture d'iode dans la plaie, l'introduction de crayons d'iodoforme, quelques cautérisations au chlorure de zinc. Si la persistance du trajet fistuleux tient à l'infection de ses parois, la guérison suivra ordinairement ces différentes médications. Si au contraire ces essais restent infructueux et que l'examen bactériologique n'ait révélé ni tuberculose ni actinomycose, on dilatera le trajet, soit avec l'éponge préparée, soit avec la laminiaire. Il faut éviter ces essais de dilatation dans le cas de tuberculose; car, ils ne donnent aucun résultat et sont très douloureux. Lorsque la dilatation sera suffisante, si la fistule est entretenue par un corps étranger comme un calcul stercoral (cas de Buscarlet), celui-ci sortira, soit spontanément, soit dans les liquides de lavages et la guérison se fera ensuite. Si c'est un fil qui est la cause de la suppuration, il pourra sortir avec les liquides exsudés ou pendant un lavage; s'il peut être reconnu, on fera au besoin son ablation avec la pince et les ciseaux.

Si l'on n'arrive à aucun résultat, on peut tenter la fermeture de l'orifice cutané par l'avivement et la suture; ou bien faire précéder la suture d'un évidemment en cuvette, comprenant l'orifice externe et une partie du trajet, de façon à pouvoir rapprocher des surfaces et non des bords. On pourra également tenter l'oblitération en recourant à l'autoplastie au moyen d'un ou deux plans de lambeaux superposés.

Si après ces différents essais, la fistule ne se tarit pas, il faut alors réséquer son trajet en se guidant avec la sonde cannelée.

On arrive alors, après résection dans une cavité où l'on trouve un moignon suppurant qu'on cautérise au thermocautère, au chlorure de zinc, ou à l'eau phéniquée forte; ou une portion d'appendice détachée du cæcum et reliée encore au péritoine et aux vaisseaux : on la résèque après ligature; ou un appendice qui a gardé toutes ses connexions et qui offre en un de ses points une perforation : on fait la prosphysectomie. De nombreux procédés ont été employés pour la prosphysectomie. Une bonne résection de l'appendice constitue un traitement prophylactique des fistules. On réséquera donc le plus souvent possible.

Les procédés opératoires sont très variables, et ils influent considérablement pour les résultats de l'opération.

Roux, de Lausanne considère la simple ligature comme une

faute du chirurgien ; il fait l'occlusion du moignon par suture après avoir sectionné à trois ou quatre millimètres au-dessus de son abouchement avec le cæcum. Lorsqu'il y a un abcès autour de l'appendice, on passe sur la base de l'organe un lien circulaire en soie ou en catgut et on sectionne le processus au moyen du thermocautère au-dessous du lien ; s'il n'y a pas d'abcès, on peut faire l'occlusion du moignon par trois plans de sutures, ou l'enchâsser dans un repli de la paroi cæcale, ou encore, combiner ensemble ces deux procédés.

M. Pierre Delbet conseille d'employer la méthode suivante, qui ne lui a jamais donné de moignon suppurant. Il met une ligature sur le mésoappendice qu'il coupe ensuite ; puis, il fait tirer sur l'appendice de façon à faire saillir son point d'implantation sur le cæcum. Il le resèque ensuite sur le cæcum, après avoir fait une ligature au catgut ; il détruit ensuite la muqueuse au thermocautère et suture au catgut.

Lorsque la fistule est due à une large perforation du cæcum ou de l'iléon qui n'a aucune chance d'oblitération spontanée, il faut faire la cure de cette infirmité par l'excision du trajet et l'entérorraphie. Comme dans l'obs. I de M. Rioblanc.

Lorsque l'appendicite est tuberculeuse, l'on trouve souvent aussi sur le cæcum des points malades qu'il faut réséquer ; il faut de plus faire suivre au malade le traitement général de la tuberculose.

S'il s'agit au contraire d'actinomycose, il faut faire l'excision de toutes les parties atteintes, faire de grands lavages à l'iodure de potassium, donner à l'intérieur de l'arsenic et des fortifiants, et l'on voit souvent le malade guérir d'une façon complète et définitive, comme dans l'observation de Gangolphe.

Observation XVI

(In th. de Kouindjy)

Appendicectomie secondaire. — Fistule d'une durée de un an, consécutive à l'intervention à chaud.

B.... âgé de vingt-et-un ans. Fut pris de douleur intense dans la fosse iliaque droite, avec ballonnement du ventre, vomissements alimentaires, douleur forte au point de Mac-Burney. Fièvre violente allant jusqu'à 40°, sans tumeur iliaque. En 1896 subit la première intervention chirurgicale, faite d'urgence : l'état du malade était très alarmant. Après l'ouverture de la fosse iliaque, on trouve un foyer rétro cæcal, contenant une petite quantité de pus infect.

On aborde ce foyer prudemment, en garnissant le péritoine de compresses. L'état du malade ne permet pas de faire des recherches et, pour ne pas inffecter la séreuse abdominale, on renonce à réséquer l'appendice vermiforme. On fait un tamponnement et un drainage.

La plaie est restée fistuleuse. Malgré cela, la santé du malade s'améliore depuis l'intervention précédente. La fistule ne tarissant pas grâce à la présence, dans la fosse iliaque de l'appendice pathologique, ou à la présence d'un corps étranger quelconque, on se décide à débarrasser le malade de cet inconvénient.

Le 1er avril 1897, M. Richelot fait une nouvelle opération avec l'assistance de M. Reclus.

Appendicectomie. — On fait la nouvelle incision à la place de l'ancienne. On découvre le cæcum adhérent.

Les adhérences qui protègent le péritoine exigent une dissection attentive et délicate. Après un certain temps, on arrive à découvrir l'appendice adhérent au cæcum, coudé et ulcéré à la partie moyenne. Après avoir libéré cet organe, on fait sa résection selon la règle de l'appendicectomie, en ayant soin de lier avec un fil de catgut les adhérences dans les points infectés par le foyer. Drainage.

Observation XVII (résumée)

de M. Brun, chirurgien des Hôpitaux. *Presse médicale*, 1896, p. 385

Opération d'appendicite sans résection de l'appendice. Fistule. Opération pour fistule. Calcul appendiculaire.

Lévêque Victor, sept ans, entré le 1er juillet 1896, salle Molland.

Le malade est entré salle Molland une première fois le 19 décembre dernier. Il avait été pris huit jours auparavant de douleurs abdominales localisées dans la fosse iliaque droite. Ces douleurs étaient très intenses et se manifestaient par des exacerbations coupées par d'assez longues rémissions.

La température est à 39° il existe de l'empâtement et de la matité au niveau de la fosse iliaque droite.

Les parents racontent que l'enfant aurait déjà eu des douleurs abdominales, plusieurs mois avant le début des accidents actuels.

L'enfant fut le jour même, opéré par M. Ricard, chirurgien de garde, qui fit une incision dans la fosse iliaque droite, et vida une volumineuse collection purulente, mais ne rechercha pas l'appendice.

L'enfant guérit et sortit le 2 février 1896, présentant encore une fistulette qui laissait suinter quelques gouttes de pus.

Cette fistule s'ouvrait à la partie supérieure de l'incision.

Cette fistule, insignifiante en apparence ne se referma pas. A certains moments il y eut apparence de cicatrisation, mais bientôt un petit abcès se formait et la fistule se rouvrait.

L'enfant du reste ne souffrait en aucune façon et son état général était excellent.

L'exploration de la plaie avec un stylet pratiquée quelques jours avant son entrée permit de pénétrer en haut, en arrière et en dedans jusqu'à quatre centimètres environ de profondeur.

8 juillet. — *Opération.* — Une sonde cannelée est introduite dans le trajet. Je débride sur cette sonde, ce qui m'amène à inciser toute l'épaisseur de la paroi abdominale, muscles et aponévroses.

On aperçoit, au fond de la plaie, un cordon blanchâtre longitudinalement dirigé. La plaie est agrandie en haut et en bas, et j'arrive péniblement à isoler l'appendice extrêmement adhérent, pour ainsi dire inclus dans la paroi.

Arrivé sur l'extrémité cæcale, je place une ligature au catgut, et j'enlève l'appendice qui était dirigé parallèlement à la paroi de bas en haut. Après curettage du bout central, on oblitère la lumière du moignon, par quelques points de suture au catgut fin. Une mèche de gaze stérilisée est laissée dans la plaie dont quelques points de suture rétrécissent l'étendue.

L'appendice enlevé est dur, rigide, il est coudé à angle droit à son extrémité terminale. Les 2/3 supérieurs sont rectilignes et terminés comme en massue.

Le bout terminal est représenté par une sorte de grain de raisin rattaché au reste de l'appendice par du tissu fibreux.

A l'incision de l'appendice, on voit que ses parois sont épaissies. La muqueuse se présente avec un aspect boursouflé; au niveau de la partie terminale de la première portion, elle est plus injectée et rougeâtre.

La petite tumeur terminale est complètement isolée du reste de l'appendice, elle est distendue par un liquide brunâtre d'odeur infecte, et contient un calcul stercoral en forme de galet et du volume d'un gros pois.

Observation XVIII (1) (personnelle)

Fistule abdominale persistante de la région de la fosse iliaque droite consécutive à l'ouverture d'un abcès périappendiculaire sans résection de l'appendice. — Plus tard, résection de l'appendice fistuleux. — Guérison.

Petit Élie, trente-neuf ans, imprimeur, entre le 31 septembre 1896 pour une appendicite à l'hôpital Tenon, salle Seymour, lit numéro 6, dans le service de M. le Dr Bazy, alors suppléé par M. Demoulin.

Cet homme, sans antécédents héréditaires dignes d'être cités n'a jamais été malade. D'ordinaire, il n'est pas constipé et il n'a jamais souffert de troubles intestinaux, quels qu'ils soient.

Le 24 septembre 1896, six jours par conséquent avant son entrée à l'hôpital, il est pris subitement de douleurs généralisées à tout l'abdomen, mais présentant une intensité plus grande dans la fosse iliaque droite.

Trois jours après le début des accidents, le malade prend un purgatif qui amène une selle peut abondante.

Les jours suivants, les douleurs deviennent plus intenses dans la fosse iliaque droite, malgré l'application locale d'onguent napolitain, et c'est dans ces conditions que le malade se

(1) Une partie de cette observation a été publiée au Congrès français de chirurgie de 1898 (séance du 19 octobre).

présente à l'hôpital après avoir rendu quelques gaz depuis le début des accidents, et avoir eu une petite selle faite de matières dures, trois jours après le purgatif.

A son entrée dans le service, le malade est très souffrant, le faciès vultueux, la température à 39°, le pouls à 102°, plein vibrant. La langue est saburrale.

Le ventre est un peu ballonné, mais encore dépressible ; il n'est pas douloureux, sauf dans la fosse iliaque droite où l'on trouve une tumeur en forme de boudin, longue de 8 à 10 centimètres, représentant le tableau clinique de l'ancienne typhlite.

Le 2 octobre, la situation ne s'améliorant pas, M, Demoulin décida l'intervention. Il fit une incision de Roux qui amena l'évacuation d'une collection bien limitée par des adhérences péricæcales et contenant environ un verre de pus bien lié. Le cæcum est rouge, épaissi l'appendice ne se présente pas et n'est pas recherché. On draine et on fait la suture de la plaie à trois étages.

Les suites de l'opération sont très simples; la fièvre tombe le quatrième jour ; mais une suppuration abondante persiste et le malade ne quitte l'hopital que le 23 novembre, sept semaines par conséquent après l'opération. A cette époque une fistule persiste donnant lieu à un écoulement modéré, mais continuel

Au mois de février 1897, le malade bien portant est revu; la fistule persiste ; mais il y a de plus une éventration manifeste portant sur toute la longueur de la cicatrice. Malgré les injections antiseptiques irritantes, malgré l'introduction de crayons d'iodoforme dans la fistule qui paraît avoir une profondeur de quatre à cinq centimètres, le trajet ne se cicatrise pas ; et, quand, au mois d'août 1897, M. Demoulin reprit le service de M. Bazy, le malade rentra à l'hôpital pour sa fistule et son éventration.

M. Demoulin introduisit une tige de laminaire dans le trajet, fit des cautérisations avec une solution de chlorure de zinc à 1/10, voulant à tout prix tarir la fistule avant d'entreprendre la cure de l'éventration ; il échoua complétement et décida alors de faire d'une pierre deux coups, malgré les dangers d'une infection de la suture de la paroi. L'opération fut faite sous le chloroforme le 21 septembre.

M. Demoulin introduisit dans la fistule une sonde cannelée qui pénétra à une profondeur de 8 à 10 centimètres environ.

Elle fut laissée en place et M. Demoulin fit l'excision de la mauvaise cicatrice; lorsqu'il eut incisé toute l'épaisseur de la peau, il trouva dans la fosse iliaque un tissu cellulo graisseux ou même fibro-graisseux, criant sous le scalpel, et c'est par ce tissu qu'était entourée la sonde cannelée laissée en place comme nous l'avons dit.

Ce tissu fut enlevé largement tout autour de la sonde et M. Demoulin arriva bientôt dans une poche péritonéale bien circonscrite, mais qui contenait de l'épiploon épaissi fibreux; l'on voyait l'extrémité inférieure de la face postérieure du caecum très adhérent à cet épiploon. En la détachant, le chirurgien trouva un appendice long de 6 centimètres à parois très épaisses En examinant cet appendice, M. Demoulin nous fit remarquer à son sommet une perforation arrondie du diamètre d'une tête d'épingle, à bords nets. Il introduisit par cette ouverture dans l'appendice un fin stylet qui pénétra jusque dans le caecum.

Il fit ensuite la résection de l'épiploon, puis celle de l'appendice, après simple ligature, au fil de soie, de ce dernier. Une toilette soignée de toutes les parties cruentées de la fosse iliaque étant faite, M. Demoulin disséqua ensuite chacune des lèvres de la plaie abdominale afin de reconnaître ses différents plans.

Il fit à la soie deux plans de sutures, le premier celui du fascia transversalis et le deuxième celui des muscles et de l'aponévrose du grand oblique. La peau fut suturée au crin de Florence.

On ne fit pas de drainage. Les suites opératoires furent très simples. Les fils furent enlevés au neuvième jour, sans qu'aucun d'eux ait amené de suppuration.

Le malade sortait à la fin d'octobre bien portant, sans fistule et sans éventration.

Revu au mois de janvier 1898, il avait une bonne cicatrice; il revenait à ce moment pour un petit abcès qui s'était formé à la partie inférieure de l'incision et qui était dû à un fil de soie infecté qui s'élimina avec le pus; quelques jours après tout avait disparu.

Observation XIX

De M. Potherat, chirurgien des hôpitaux de Paris

(Congrès de Chirurgie 1897)

Opération d'appendicite. — Fistule consécutive

L'année dernière, j'étais appelé par un confrère de la ville auprès d'une femme de quarante-sept ans d'un embonpoint vraiment excessif, malade depuis six semaines et arrivée à un état excessivement grave de septicémie : fièvre à grandes oscillations, subictère, sueurs profuses, etc.

Or, cette femme présentait un phlegmon pyogazeux de presque toute la paroi abdominale, c'est-à-dire de dimensions extraordinaires chez cette obèse.

En interrogeant la malade et surtout son entourage, j'appris qu'elle était tombée malade tout à coup en présentant de violentes douleurs dans l'abdomen, des vomissements. Je portai le diagnostic de phlegmon consécutif à un abcès appendiculaire : Ce diagnostic était exact ; par une large ouverture faite à la paroi abdominale, je donnai issue à une énorme quantité de pus mêlé de gaz ; mais de plus, je vis à travers l'aponévrose du grand oblique un orifice large conduisant directement dans la fosse iliaque. La malade a finalement guéri ; elle marche maintenant, vaque à ses occupations ; elle a toutefois encore une petite fistulette donnant issue à quelques gouttes de sérosité louche chaque jour.

Observation XX

De M. Potherat, chirurgien des Hôpitaux de Paris.

Opération pour fistule d'origine appendiculaire

J'opérai à cette date (1891) pour une fistule persistante de la région crurale antérieure droite, un homme de cinquante-quatre ans, qui, près d'un an auparavant, après de violentes douleurs abdominales accompagnées de fièvre, ballonnement du ventre, vomissements, avait vu survenir un énorme phlegmon pyogazeux de la racine de la cuisse droite.

Ce phlegmon avait été largement incisé par un chirurgien, il y avait eu un retour presque complet à la santé ; cependant il persistait une fistule. Or, cette fistule me conduisit jusqu'à l'appendice iléo-cæcale.

C'est le moment de rappeler qu'au cours de l'incision du phlegmon, on avait trouvé à la partie inférieure de l'incision onze grains de plomb de chasse, réunis ensemble. Comment ces plombs se trouvaient-ils là ? Ce malade avait bien reçu un coup de fusil : mais, c'était à l'âge de quatorze ans ; il y avait longtemps, et d'ailleurs, les lésions, toutes du côté gauche du corps, avaient été insignifiantes. En réalité, c'était un grand chasseur, mangeant volontiers son gibier et avalant ainsi des grains de plomb qui allaient, selon toute probabilité, s'accumuler dans son appendice, jusqu'au jour où ils provoquèrent les phénomènes que je viens de rappeler.

Observation XXI

de M. Potherat

Anus contre nature d'origine appendiculaire

Il s'agit d'un garçon de quatorze ans opéré d'appendicite suraiguë perforante. La laparotomie latérale fut suivie de l'ablation de l'appendice perforé et d'un lavage soigneux de l'abdomen rempli d'un liquide louche qui baigne profondément les anses intestinales. Au cours de l'opération, je remarque sur le cæcum et sur l'intestin grêle, près de son abouchement deux plaques de la dimension d'une pièce de deux francs et de un franc, couleur feuille morte, analogues à ce qu'on observe dans le sphacèle de l'intestin. Au bout de douze jours, alors que le malade commençait à peine à sortir des accidents les plus graves, nous vîmes apparaître des matières fécales dans la plaie. Cette apparition devint bientôt une évacuation régulière et totale. Bref, un anus contre nature s'était constitué ; non pas, comme il arrive quelquefois, à l'insertion de l'appendice ou au niveau de la ligature de celui ci, mais un anus en plein intestin grêle, ainsi que je pus le constater trois mois après, lorsqu'en août dernier, le malade étant tout à fait rétabli, je lui fermai son anus contre nature par entérorraphie longitudinale. après complète libération de l'anse intestinale. La guérison totale est restée, depuis, définitive. C'est là un fait exceptionnel d'anus contre nature dû à un sphacèle intestinal d'origine évidemment septique.

Observation XXII (Résumée)

de M. Rioblanc, médecin-major à l'hôpital militaire de Lyon.

(Cong. de chirurgie 1897, p. 417).

Appendicite suppurée compliquée de pleurésie purulente et de septicémie suraiguë, dénudation et perforation du cæcum et anus contre nature, trois opérations successives; incision iliaque empyème et ultérieurement entérorraphie latérale après incision péritonéale d'emblée. — Guérison complète.

Un soldat de vingt et un ans entre dans mon service à l'hôpital Desgenets le 6 janvier 1897 pour une appendicite suppurée. L'incision classique, faite le 10 janvier, m'avait permis d'évacuer environ un demi-litre de pus et avait ramené la température à la normale, lorsque brusquement, le 17, elle s'éleva à 40° et s'y maintint pendant quinze jours, accompagnée de diarrhée, délire, muguet, état septicémique de la plus haute gravité. Comme phénomènes locaux : congestion pulmonaire, puis pleurésie purulente. L'empyème dut être pratiqué le 24 sur le malade qui semblait agonisant.

Bientôt les plaies abdominale et thoracique se désunirent et prirent l'aspect septicémique; le cæcum fut mis à nu sur une large étendue et se sphacéla; aussi lorsque grâce aux injections répétées de sérum artificiel et aux toniques de toute nature, le blessé triompha enfin de cette grave infection, il resta un anus contre nature par lequel passait la presque totalité des matières fécales.

Intervenant pour la troisième fois chez ce malade, je lui fermai son anus contre nature le 5 juin.

Je fis une incision circonscrivant l'orifice fistuleux et la section des couches profondes, en raison des modifications de celles-ci, fut faite dans un tissu normal. Le péritoine fut ouvert en suivant exactement le trajet de l'incision des couches superficielles. Le cæcum, attiré au dehors, laisse apercevoir à sa partie postéro-externe l'appendice qui est réséqué. Puis, après la section du cæcum faite au niveau de l'anus contre nature, la réparation est faite par le procédé de M. Chaput. Le cæcum replacé dans le ventre, l'épiploon a été étalé en avant des sutures ; puis, le péritoine a été refermé, la paroi musculo-aponévrotique suturée au catgut et enfin la peau réunie au crin de Florence.

La température qui monte le lendemain à 38° revient en trois jours à la normale.

L'amélioration continue et en août le malade se présente avec un état général excellent, les forces sont revenues, la cicatrice est solide, linéaire et sans aucune tendance à l'éventration.

Observation XXIII

(In th. de Mlle Gardon.)

Appendicite aiguë avec abcès péricæcal. — Laparotomie iliaque. — Guérison. — Fistule par réouverture de l'abcès. — Résection de l'appendice.

Caré E..., six ans, entré salle Denonvilliers le 26 avril 1896, sorti le 11 juin. Antécédents héréditaires : père bacillaire. L'enfant n'a pas fait de maladie, sauf une bronchite l'année dernière. Le 9 avril, chute sur une chaise et, à peu près vers cette époque, douleurs abdominales au dire de la mère. Les douleurs, irradiées d'abord, se localisent finalement à la fosse iliaque droite et persistent jusqu'à l'entrée. A ce moment, température 39°2, pouls un peu rapide, mais plein et fort. L'abdomen est légèrement ballonné, douleur à la pression partout avec prédominance à droite.

Empâtement et matité bien limitée, immédiatement au-dessus de l'arcade crurale. Quelques petits vomissements. Incision comme pour la ligature de l'iliaque externe. Issue d'un flot de pus très fétide. Drainage, examen du pus : coli-bacille et saprophytes. Le 11, plaie complètement cicatrisée. Exeat. Rentré de nouveau le 21 juin, l'abcès s'étant rouvert. Pansement humide; mais il persiste une petite fistule. Le 22 juillet, résection de l'appendice à froid. Celui ci, adhérent à l'epiploon est volumineux, rouge, amputé au sommet. Il est perméable et contient un calcul. Sutures en étages, pas de drain. Réunion par première intention. Exeat le 6 septembre avec belle cicatrice.

Observation XXIV

De Buscarlet, de Genève (*Congrès de Chirurgie* de 1895, p. 256).

Péritonite à marche normale. — Péritonite généralisée. — Laparotomie. — Guérison avec fistule non stercorale. — Issue d'un corps étranger un an après.

Un jeune enfant âgé de douze ans, pâle et lymphatique, est pris, le 13 septembre de l'année 1891, de fortes douleurs intestinales avec tiraillement dans les cuisses, subitement et sans raison.

A la suite d'une selle les douleurs se calment pour revenir quelques heures après.

Le deuxième jour, les mêmes douleurs, très vives dans tout le ventre subsistent avec de la constipation.

Le surlendemain, la fièvre s'élève à près de 40°, les douleurs sont très fortes; mon confrère, le docteur Wattmann, appelé prescrit une potion opiacée.

Le quatrième jour, je suis appelé par le Dr Wattmann pour voir l'enfant. Je constate une vive douleur dans la fosse iliaque droite qui est tendue, résistante; mais je n'y sens aucune tuméfaction.

La langue est blanche, les traits un peu altérés, un peu de diarrhée, le pouls petit et rapide. La température est de 39°2.

Le soir, la température monte à 40°; le ventre est très sensible partout, mais principalement à droite; il n'y a pas de vomissements, mais des nausées.

Le cinquième jour, température aussi élevée, la douleur dans la fosse iliaque droite est toujours plus vive ; il y a de la raideur de la cuisse, de la constipation.

Le sixième jour, on sent une certaine tuméfaction de la fosse iliaque droite. La température est toujours à 40°. L'opération est pratiquée d'urgence avec l'aide du Dr Wattmann.

Anesthésie à l'éther. Je trouve le cæcum adhérent au péritoine pariétal ; je le décolle aussi loin que possible. Le cæcum est flasque. Partout des anses intestinales adhérentes et nulle part de collection.

L'appendice est vainement cherché ; il faudrait trop de délabrements pour le trouver. Peu satisfait de ce résultat, je place un tamponnement à la gaze iodoformée qui va jusqu'en arrière du cæcum, et place un pansement sans faire de sutures.

La nuit est meilleure, et, fait remarquable, le lendemain la température s'est abaissée rapidement à la normale, sans qu'il y ait une évacuation du foyer purulent ni par la plaie, ni par l'intestin.

Mais, après quelques jours d'état stationnaire, la température s'élève de nouveau insensiblement, pour revenir à 40° au bout de trois jours avec un ventre ballonné douloureux un peu partout et de la diarrhée. De plus des épitaxis surviennent et nous étions à nous demander si nous n'étions pas en présence d'un cas de fièvre typhoïde, lorsque le 27 septembre, 14e jour de la maladie, il s'écoule par la plaie une quantité de pus fécaloïde mélangé avec des gaz putrides. Deux drains sont placés dans la cavité.

La température s'abaisse de nouveau à 37° pour ne plus remonter, le pus s'écoule en abondance ; et même, un jour, nous trouvons des matières fécaloïdes molles et noirâtres dans le pansement.

L'écoulement diminue, mais les douleurs de ventre continuent par crises ; elles se localisent même un moment dans la fosse iliaque gauche pour cesser complètement vers le 6 octobre. Depuis ce jour, on commence à alimenter l'enfant, et, sauf quelques crises de diarrhée, la convalescence se fait rapidement : l'enfant se lève le 21 octobre ; il se porte bien : mais il reste toujours une fistule qui livre passage à du pus, jamais à des matières fécaloïdes, ni à des gaz.

Pensant que cette fistule se fermerait d'elle-même, je me contentai d'abord d'injections de teinture d'iode, d'éther iodoformé, de glycérine iodoformée ; rien n'y fit : la fistule persistait toujours.

Comme l'enfant se trouvait fort bien, engraissait, mangeait avec bon appétit, et avait repris ses leçons, je ne voulais entreprendre aucune intervention nouvelle pour le moment. Mais, au mois de juillet dernier, profitant des vacances, j'ai introduit des laminaires dans le trajet fistuleux qui s'est dilaté en trois ou quatre jours, et a permis d'introduire de nouveau un gros drain pour pratiquer des injections.

C'est alors que le 21 juillet, j'aperçus dans la plaie un corps noirâtre que je saisis avec une pince, puis un second un peu plus dur ; c'étaient les deux fragments que nous vous présentons l'un est une demi coquille d'un noyau de fruit sauvage (prunelle) l'autre est le contenu du noyau un peu altéré. L'enfant s'est rappelé avoir mangé de ces fruits dans les haies quelques jours avant sa pérityphlite, laquelle a été déterminée par la perforation de l'appendice.

Ce qui est bizarre, c'est ce séjour d'un corps étranger dans les tissus péricæcaux pendant près d'un an, avec entretien d'une fistule purulente. Bien entendu, le 9 août, la fistule était complétement fermée et actuellement, l'enfant est en pleine santé : nous l'avons encore revu tout dernièrement.

Observation XXV

Rapportée par M. le Professeur Dieulafoy

(Leçon 15 des *Cliniques de l'Hôtel-Dieu*, 1897).

Mme C... soixante-douze ans, sans profession. Cette dame souffre depuis quelque temps ; elle a eu des alternatives de diarrhée et de constipation. Elle est vue le 7 novembre 1895, par M. le Professeur Dieulafoy qui ne lui trouva rien de spécial.

28 novembre. — Dès le matin, la malade ressent une douleur vive au point de Mac Burney. La température est à 38°, le pouls un peu rapide à 90°. Il y a un peu d'état nauséeux. Le

soir la douleur est vive; il y a quelques épreintes rectales sans résultat. La langue se sèche.

A dix heures du soir, M. Routier, après avoir fait anesthésier la malade trouve un gâteau au bord du droit, à mi chemin de l'ombilic et de l'épine iliaque. Il incise sur le bord externe du grand droit et tombe dans un foyer infecté qui est nettoyé avec des éponges. Ce foyer étant mal enkysté, l'épiploon venait en masse dans la plaie.

En bas, M. Routier sentit l'induration de l'appendice sans plus chercher à l'avoir. Il met des drains et des mèches iodoformées et fait le pansement sans rien suturer.

29. — La première partie de la nuit a été agitée; mais ce matin la langue est bonne; la température 37°2, le pouls a 80 pulsations. La malade n'a vomi qu'une fois.

30. — Le mieux s'est accentué: on administre un lavement évacuateur. Le pansement est fait 2 décembre. Une purgation donnée ce matin a bien agi.

5. — M. Routier pense apercevoir une petite perforation intestinale.

8. — Ablation est faite du sphacèle de la région de l'appendice. La palpation reste douloureuse, rien ne passant.

11. — Tout va très bien au point de vue chirurgical; mais il a un peu de subdélirium à l'état de veille. Les urines sont noires.

20. — Tout s'est arrangé. La malade va très bien. Elle se lève. Elle boit un litre et demi de lait par jour.

16 janvier. — Sortie en voiture.

21. — La guérison est complète.

12 février 1897. — La malade vient montrer à M. Routier sa cicatrice qui est un peu douloureuse.

15. — Hier s'est montrée sur la moitié inférieure de la cicatrice une phlyctène noire qui s'est ouverte, laissant un gros trou qui va profondément.

21. — Il est sorti par la plaie un calcul plus gros qu'un noyau de datte et qui est certainement appendiculaire.

24. — Il est passé du gaz par la plaie.

16 mai. — Il reste une petite fistulette.

Observation XXVI

(In th. d'Aynès.)

Typhlite tuberculeuse avec fistule pyo-stercorale de la région hypogastrique. — Résection du cæcum. — Suture du colon et de l'iléon bout à bout. — Mort quarante jours après par entérite tuberculeuse.

T..., vingt neuf ans. Antécédents personnels. En 1892, violentes coliques, diarrhée, douleurs localisées à la fosse iliaque droite, se manifestant aussi à gauche. Amaigrissement considérable.

En 1888, grosseur dans la fosse iliaque, opération, d'où fistule pyostercorale qui donne un écoulement continu. Selles par l'anus tous les deux jours; malade très amaigri, faciès tuberculeux, rien de bien net à l'auscultation.

Opération le 13 décembre 1890 par les Drs Jamel et Thuyette, avec l'aide de Melchior Robert, chef de clinique.

Depuis deux jours, essais de dilatation des fistules par la laminaire très douloureux et sans effet.

L'incision au niveau des fistules arriva sur l'aponévrose puis rencontra des tissus épais, lardacés. En décollant avec soin, mais avec persistance, on arrive au péritoine. Ouvert en bas, il est débridé en haut sur le doigt avec des ciseaux. Le cæcum volumineux, épaissi, lardacé, d'aspect presque cancéreux, est attiré avec une pince au dehors. Le méso est épais, dur, comme truffé de ganglions hypertrophiés.

Après avoir sectionné entre deux pinces plusieurs adhérences épiploïques, les deux extrémités du cæcum sont saisies dans le mors des pinces à branches garnies de caoutchouc, et il est excisé en entier. L'étendue correspondante du méso est aussi enlevée, et la surface de section fermée par un surjet à la soie qu'il faut immédiatement refaire, car les tissus friables se déchirent, d'où perte de temps notable. Les deux bouts de l'intestin sont ensuite anastomosés à plein calibre et suturés par trois plans de suture à la soie. La réunion des plans est faite à la soie, celle de la peau au crin de Florence, excepté au niveau de la suture où on place un gros drain. Les suites sont assez bonnes; le quatrième jour, un lavement amène une selle liquide. La température est normale les jours suivants. Il y a de la diarrhée avec selles régulières. Il y a même de la lienterie et de nombreux grumeaux blancs sont visibles dans les selles.

La plaie cutanée est désunie et baigne dans le pus. A la partie supérieure apparait l'intestin, mou, dépressible, gros comme un œuf; il se contracte. La séreuse est recouverte de bourgeons charnus, mais de bonne nature.

Le cours des matières suit sa voie normale, la suture a donc certainement tenu et les deux bouts du colon et de l'iléon sont actuellement réunis.

Le ventre n'est ni ballonné, ni douloureux.

Du côté de la plaie intestinale et dans le calibre des intestins, tout paraît donc se passer normalement. Néanmoins l'état général de l'opéré n'est pas de tout point, satisfaisant : peu de fièvre, il est vrai, mais l'opéré maigrit de jour en jour; cela tient évidemment à sa diarrhée avec lienterie dont aucun traitement médical n'a raison.

Comment expliquer cette lienterie? Faut-il attribuer ce symptôme au trouble apporté dans les fonctions intestinales par la suppression du cæcum. Cela nous expliquerait peut-être une diarrhée si tenace, mais non point la lienterie, car les élaborations complètes de la digestion et de l'assimilation se passent dans l'intestin grêle, les résidus seuls en arrivent dans le cæcum pour constituer les matières fécales.

L'examen de la pièce anatomique nous donne l'explication de cette diarrhée lientérique qui finit par emporter le malade le 2 février, c'est-à-dire quarante-trois jours après l'opération. La guérison opératoire était, à cette époque, obtenue incontestablement.

C'est une entérité tuberculeuse à laquelle le traumatisme opératoire a donné le coup de fouet qui a pour nous causé la mort.

Observation XXVII

(In th. de Grandboulan, Paris 1896)

Appendicite tuberculeuse. — Résection de l'appendice. — Guérison temporaire. — Fistule intarissable. — Cessation des crises douloureuses et rétablissement de la santé générale.

Il s'agit d'une appendicite tuberculeuse. Après plusieurs poussées aiguës, je fis chez le malade une laparotomie, excisai et liai l'appendice turgescent, non ulcéré. Le cæcum dans une certaine étendue et la terminaison du petit intestin étaient indurés.

Après une guérison temporaire par première intention, il se produisit une fistule. L'opération date de vingt mois ; ni des cautérisations répétées, ni des curages fréquents, ni une nouvelle laparatomie pratiquée il y a treize mois, laparatomie suivie de l'excision des bords d'une perte de substance cæcale, à la place de la base de l'appendice, ni une autoplastie ne m'ont permis de tarir cette fistule qui, dans maintes observations, est considérée comme un accident de très minime importance.

Il ne me restait plus qu'à conseiller la résection d'une certaine étendue du cæcum et de la terminaison de l'intestin grêle.

Je l'ai proposée, le malade n'a pas voulu l'accepter. Au point de vue local, l'opération a donc été insuffisante, puisqu'elle n'a pu amener une guérison définitive. A d'autres points de vue, elle a présenté de très réels avantages, elle a amené le cessation définitive des crises douloureuses, enfin elle a été suivie d'un rétablissement de la santé générale tel qu'on ne pourrait se douter à voir ce malade très amaigri au moment de l'opération et aujourd'hui de si belle apparence, qu'il présente une lésion tuberculeuse.

Quoiqu'il en soit, si de semblables faits se montraient fréquents (je l'ai observé une fois sur six cas) il y aurait lieu de se demander, en présence de lésions cæco-appendiculaire tuberculeuses, si la résection de l'appendice suffit et si l'excision de l'intestin ne serait pas préférable. Peut-être aussi quand les accidents ne sont pas absolument pressants, pourrait-on se demander s'il n'est pas préférable de faire de l'expectation médicale.

Observation XXVIII (résumée)

De M. Gangolphe, professeur à la Faculté de Lyon. (in th. d'Hinglais)

Joseph Breton, vingt-trois ans, maçon, après plusieurs attaques de coliques intestinales, entre à l'hôpital le 6 juin 1896.

Le malade maigrit et perd ses forces. Une induration qui a commencé dans la fosse iliaque droite s'étend des deux côtés, du ligament de Poupart droit au ligament gauche, remontant de dix centimètres sur la ligne médiane au-dessus du pubis, avec une limite supérieure plus élevée à gauche qu'à droite.

Il y a un point de ramollissement au-dessus du pubis. Le toucher rectal donne la sensation d'une tumeur mobile en totalité. Au niveau de la face antérieure de la vessie, on observe deux points de ramollissement. M. Gangolphe diagnostique un phlegmon de la cavité de Retzius, d'origine appendiculaire et l'intervention est décidée.

L'incision du premier point ramolli, au-dessus du pubis donne peu de liquide ; mais, on a la sensation de tissu granuleux. Une deuxième incision, faite sur la ligne médiane, au-dessus du pubis donne issue à une cuillerée à soupe de liquide purulent, visqueux, sans grains jaunes. Une troisième ouverture, à gauche du grand droit gauche, donne la même sensation que précédemment. Les trois ouvertures sont réunies par des drains. La température oscille quelques jours entre 39° 5 et 38° 3, les urines sont albumineuses, on observe des phénomènes de cystite. L'état général s'améliore.

M. Gangolphe quitte le service le 31 juillet.

Pendant son absence, de nouvelles fistules apparaissent au niveau des points suivants et dans l'ordre que nous donnons :

1° Une au-dessus de l'arcade crurale gauche.

2° Une au-dessous de cette arcade à un travers de doigt environ.

3° Une dans la région inguino-scrotale gauche.

4° Une très voisine de cette dernière.

5° Une sur la partie latérale gauche de la verge, vers la racine.

6° Une au niveau de l'ombilic.

Toujours au moment où ces points se sont rammolis ou fistulisés est apparue une coloration bleu violet que le malade avait remarquée.

Pendant tout ce temps, l'induration persiste et s'étend, et au moment de la deuxième intervention, l'EIASD semble participer au processus d'infiltration.

C'est le 15 décembre qu'on pratique la deuxième opération, motivée par l'apparition d'un point de ramollissement à la hauteur de l'EIASD et à deux doigts de celle-ci.

M. Gangolphe émet à ce moment l'hypothèse d'actinomycose cæcale ; il élimine les lésions tuberculeuses à cause de l'absence de fongosités au voisinage de l'orifice fistuleux. Il élimine également le néoplasme profond avec suppuration à cause de l'absence des phénomènes d'obstruction et l'abondance de selles sanglantes. L'idée d'actinomycose a été suggérée par le mélange singulier des phénomènes inflammatoires à allures néoplasiques, par l'apparition des fistules au voisinage des drains.

Après avoir fait préparer des plaques pour récolter du pus, on pratique l'exploration des trajets fistuleux. Un seul, celui qui siège au niveau de l'ombilic est profond. Les autres ne permettent pas l'introduction de la sonde au delà de un centimètre.

L'opération faite est la suivante :

1° Au niveau de la tuméfaction phelgmoneuse qui siège près de l'EIASD, on pratique une incision qui donne issue à du pus contenant des grains jaunes que l'on récolte.

2° Une incision sur la ligne médiane, de l'ombilic au pubis. Cette incision est faite sur une sonde cannelée qu'on avait introduite jusque dans le tissu cellulaire prévésical.

3° Une incision à droite du grand droit. Ces trois incisions pénètrent jusque dans le tissu cellulaire sous-péritonéal.

4° Une incision au-dessous de l'arcade crurale droite.

Ceci fait, et après avoir soigneusement cureté le tissu

granuleux sur lequel on était tombé, on réunit par des drains toutes les ouvertures de la façon suivante ; la 1re à la 4e et à la 3e, la 2e à la 3e.

On institue, pour le pansement, des lavages à l'iodure de potassium à 1 0/0 que l'on réduit ensuite à 0.50 0/0.

On fait chaque fois passer un litre de la solution dans les drains. On administre à l'intérieur de la liqueur de Fowler.

Le diagnostic histologique a été fait par M. le Dr Dor, chef de laboratoire de M. le Professeur Poncet, qui a constaté la présence d'actinomyces.

Depuis cette opération et à la suite des pansements, l'état général s'est rapidement amélioré ; et, malgré un nouvel abcès qu'on a dû lui ouvrir dans le pli inguinal droit, on peut espérer à moins de complications imprévues, qu'il se rétablira.

ÉVENTRATIONS

Les éventrations consistent dans la séparation des plans sous-cutanés, séparation qui détermine à ce niveau une faiblesse de la paroi. Cette faiblesse permet la formation d'une hernie, dans laquelle se rencontrent les différents viséres qu'on peut trouver dans une hernie ordinaire : épiploon, intestin, etc. Les éventrations peuvent reconnaître pour causes l'écartement des fibres musculaires de la paroi abdominale par une distension trop grande. C'est le cas des éventrations qui se rencontrent chez les femmes après l'accouchement, ou après une section artificielle des muscles. Ce sont les éventrations qu'on observe chez un certain nombre de malades qui ont reçu des blessures accidentelles ou qui ont subi la laparatomie. C'est surtout dans les opérations d'appendicite que cette fréquence est grande, beaucoup plus dans les opérations à chaud que dans les opérations à froid.

M. Reclus dit à propos de cette complication (*Société de chirurgie* du 24 juillet 1895) « le seul inconvénient qui soit de nature à me faire hésiter dans l'intervention pour l'appendice c'est l'éventration ; or celle-ci peut être évitée quand on opère à froid et qu'on peut refermer totalement le ventre. On peut l'éviter surtout, si l'on a soin de faire l'incision le plus près possible de l'arcade crurale.

Les éventrations présentent un des inconvénients les plus fréquents et les plus communs des abcès appendiculaires traité par le drainage. Elles furent très nombreuses en Amérique, au début des opérations d'appendicite et Bull (1), dit en avoir vu à New-York une douzaine de cas en quelques mois. Sur quarante-cinq cas rapportés dans la thèse de Mlle Gordon, on en trouve 13, soit une proposition de 28, 1 0/0. Sonnenburg donne dans sa pratique une statistique de 15,2 0/0. M. Poncet (*Revue Chirurgicale*, 1892, p. 998), en signale deux cas sur 27, dans

(1) Bull. cité par Damaze (*in. th. Paris*. 1895 p. 16).

les opérations à froid. M. Reclus (Discussion, *Société de chirurgie*, 20 octobre 1895) en signale un cas sur quatre opérés D'autres cas sont rapportés par Roux, Broca, Brun. Schwartz, Kennedy, Mac-Burney, Beck, Hartley, etc., et l'on peut dire qu'à l'heure actuelle tous les chirurgiens qui ont opéré un certain nombre d'appendicites à chaud ont eu des hernies.

Quelle est donc la cause de cette complication ?

Il y a lieu pour répondre à cette question de distinguer deux cas : ou bien l'appendicite a été opérée à chaud, ou bien elle a été opérée à froid. Lorsqu'on opère à chaud, c'est que le temps presse, il faut aller au pus le plus rapidement possible et par la voie la plus directe. Si la péritonite est généralisée, l'incision peut être faite sur la ligne médiane, et il est bien souvent nécessaire dans ce cas de faire des incisions multiples de façon à pouvoir laver largement le péritoine, M. Guinard fit dans un de ces cas cinq ouvertures à la paroi abdominale et sauva son malade. Mais, si la péritonite est localisée,si la collection purulente est bien circonscrite, le chirurgien l'ouvrira toujours par le point le plus saillant. L'incision, faite le plus souvent pour l'abcès appendiculaire, siège alors pour cette raison dans la fosse iliaque droite ; mais parfois, c'est dans la fosse iliaque gauche, dans le vagin, dans le rectum (cas d'Oscar Allis), à la partie externe de la masse sacro lombaire (incision de Sonnenburg, qui la prplonge à un travers de doigt au dessus de la crête iliaque jusqu'à l'épine iliaque antéro-supérieure).

Dans tous ces cas relativement rares, où les incisions d'Allis et de Sonnenburg ont été employées, on n'a pas rencontré de hernie; mais en revanche, on les a rencontrées souvent, lorsque l'ouverture de l'abcès avait dû être faite en un point quelconque de la paroi ventrale et particulièrement dans la fosse iliaque droite. La véritable cause de ces hernies et aujourd'hui tous les auteurs sont d'accord sur ce point réside dans le drainage et dans l'impossibilité de réunion immédiate des lèvres de la plaie. Pour éviter cet inconvénient « Frank Hartley conseille d'ajouter au drainage antérieur un drainage postérieur. Ceci permettrait d'enlever le drainage antérieur au bout de très peu de temps, favorisant ainsi la réunion plus rapide de la plaie, tout en assurant l'écoulement par le drain postérieur ». *(Thèse de Mlle Gordon.* Paris 1896). Au point de vue de la direction de l'incision, la direction oblique de Roux et Reclus, la plus rapprochée possible de l'arcade crurale est la meilleure lorsqu'on peut l'employer; mais malgré ces différents procédés il sera impossible d'empêcher le développement ultérieur de la hernie ventrale tant qu'on ne pourra pas faire de réunion immédiate. En effet, lorsqu'on se borne à l'ouverture de la plaie et au drainage, la plaie bourgeonne de la profondeur vers la surface; ses deux lèvres se cicatrisent séparément dans les profondeurs et ne s'unissent qu'à la superficie, si bien qu'il existe à la surface un point de moindre résistance, sur lequel va porter l'effort intestinal qui distendra la cicatrice, l'affaiblira petit à petit et finalement donnera lieu à une hernie qui fera irruption au dehors par un orifice situé entre les lèvres de la plaie primitive séparément cicatrisées, et qui n'aura pour enveloppe que le tissu superficiel de la cicatrice.

Dans les opérations à froid, les conditions sont toutes différentes, et c'est la direction de l'incision, sa situation, et le mode de réparation de la paroi qui jouent, au point de vue des résultats, un rôle considérable.

C'est dans l'incision latérale de Max Schüller, le long du bord externe du grand droit de l'abdomen du côté droit qu'on est le plus exposé à voir une éventration, une hernie se produire. Le cæcum et la plaie sont parallèles l'un devant l'autre et c'est sur toute la longueur de la plaie que le cæcum pourra faire effort. On comprend qu'il n'en est plus de même dans l'incision de Roux dans la fosse iliaque droite, analogue à celle de la ligature de l'artère iliaque et aussi courte que possible ne dépassant pas dix centimètres, ni dans l'incision proposée spécialement dans ce but par Mac-Burney (incision perpendiculaire à une ligne allant de l'épine iliaque droite à l'ombilic). »

Dans les opérations à froid on enlève presque toujours l'appendice qui n'est pas très infecté; mais quelquefois la recherche de cet appendice ou la destruction des adhérences péricæcales nécessitent des manœuvres prolongées. Dans certains cas, ces manœuvres ne sont pas complètement aseptiques et nécessitent un drainage consécutif qui expose aux mêmes inconvénients que dans l'opération à chaud, inconvénients qui sont évités si l'on a bien aseptisé les éponges, les compresses et les mains et si l'on a touché à l'eau phéniquée forte le ou les points suppurants qui pourraient se présenter.

La réunion immédiate étant la condition nécessaire pour avoir une cicatrice solide, voyons comment devra se faire cette réunion. Tant que l'on n'a suturé qu'à un seul plan les lèvres de la plaie, les hernies se sont montrées extrêmement nombreuses. L'on fit alors séparément la réunion des couches profondes et séparément celle de la peau : ce procédé est encore insuffisant et aujourd'hui, tous les chirurgiens considèrent comme très important de faire la suture à tous les plans, en prenant séparément dans un premier plan le péritoine et le fascia transversalis, dans un second les muscles et aponévroses, dans un troisième la peau.

L'opération idéale à ce point de vue a été faite par M. Jalaguier pour l'appendicite à froid. L'incision est faite sur le milieu de la gaine du grand droit. Cette gaine étant incisée, on la sépare du muscle, en allant vers sa partie externe jusqu'à son point de réunion avec le feuillet profond de l'aponévrose du petit oblique. Ce feuillet profond est alors séparé à son tour du muscle grand droit, en allant vers sa partie interne et c'est vers le milieu de la partie postérieure de la gaine que l'on fait l'ouverture par laquelle on pénètre dans l'abdomen. Les deux lèvres de la plaie étant maintenues écartées (l'opération étant faite aseptiquement), sont ensuite rapprochées de la façon suivante.

La première suture porte sur le feuillet postérieur de la gaine et rapproche les deux parties. La seconde fixe le bord externe du muscle grand droit au sommet de l'angle dièdre formé par le dédoublement de l'aponévrose du petit oblique. Une troisième suture réunit les deux parties du feuillet superficiel de la gaine. La peau est réunie, dans une quatrième suture faite au crin de Florence. De cette façon, la suture profonde, et aussi les deux sutures superficielles, correspondent au milieu du grand droit dont les fibres intactes les séparent et forme un plan résistant capable de soutenir la paroi adominale. M. Jalaguier et M. Pierre Delbet, qui a recours aujourd'hui au même procédé, n'ont jamais eu d'éventration, quand ils l'ont employé.

Cela dit, comment se présentent les éventrations ?

Souvent le malade se lève complètement guéri, la cicatrice paraît solide et ce n'est que quelques semaines plus tard qu'elle commence à céder pour donner naissance à une hernie qui, définitivement constituée, présente les caractères suivants : elle siège toujours sur la cicatrice en un point quelconque qui peut être le milieu ou l'une des extrémités, et qui correspond toujours au point où se trouve le drain. Il peut y avoir simplement pointe de hernie, ou bien on peut observer une tumeur de volume variable, depuis celui d'une noisette jusqu'à celui du poing. Ces hernies se développent progressivement et lorsqu'elles ont acquis un volume considérable, elles se présentent au niveau de la fosse iliaque droite comme des tumeurs ovalaires à grand axe généralement oblique, dont la longueur dépasse rarement celle de la cicatrice et dont la largeur est variable de un à plusieurs centimètres, quelquefois huit ou dix. La ligne cicatricielle n'occupe pas toujours l'équateur de la hernie, elle peut être plus rapprochée d'un pôle que de l'autre. Elle est étalée, lisse, d'une coloration qui varie du blanc mat au rouge cuivré. Au niveau de la ligne cicatricielle la peau est fortement distendue ; en la plissant entre les doigts, on parvient facilement à se rendre compte de sa minceur et l'on sent immédiatement tantôt l'épiploon, tantôt l'intestin sous cette membrane dont l'épaisseur dans certains cas ne dépasse pas un ou deux millimètres. Anatomiquement le feuillet cicatriciel doit être constitué par le péritoine et le derme cutané fusionnés, recouverts d'une mince couche d'épiderme aplati. La tumeur est généralement molle, sonore et très facilement réductible. L'anneau herniaire, de largeur variable, a des bords nettement circonscrits. Dans le décubitus horizontal, ces hernies se réduisent d'ordinaire spontanément et complétement, ou bien elles peuvent être facilement réduites, mais elles se reproduisent immédiatement lorsque le malade fait le moindre effort ou qu'il prend la position verticale. Enfin elles sont rarement douloureuses.

Ces hernies abandonnées à elles-mêmes ne tendent qu'à s'accroître et le port d'une ceinture à pelote élastique pour les maintenir réduite, est souvent insuffisant. Si l'on tient compte d'autres part de ce fait qu'elles se rencontrent d'une manière générale sur les enfants ou les personnes encore jeunes et qui, souvent, ont besoin de leur travail pour vivre, leur cure radicale est ordinairement indiquée. Elle aura lieu par le procédé de cure radicale des hernies décrit par M. Championnière, ou bien par le procédé suivant. — On fera l'excision de la cicatrice et on enlèvera une quantité de peau suffisamment large tout autour, de façon à pouvoir dans la section des plans peu profonds aviver les bords de la plaie primitive. On distinguera ensuite les différents plans qu'on suturera séparément en trois ou quatre fois, les sutures profondes étant faites au catgut ou à la soie, et celle de peau au crin de Florence. L'opéré portera une ceinture à pelote plate et peu épaisse qui soutiendra la cicatrice jusqu'à ce que la guérison soit solide. Cette ceinture peut être abandonnée au bout de deux ou trois mois. M. Loison a employé un autre procédé qui est décrit dans les observations que nous rapportons plus loin et qui est suivi de la critique faite par l'auteur.

Lorsqu'il y a lieu de faire la cure radicale d'une éventration, il sera bon d'attendre assez longtemps, une ou même plusieurs années, comme le conseille M. Quénu. Après ce temps, la guérison étant considérée comme définitive, la cure radicale pourra être faite sans résection à froid de l'appendice. Si, au contraire, il y avait une récidive, on ferait cette résection.

M. Sébileau et M. Broca profitent toujours de la cure de l'éventration pour enlever l'appendice, dont la disparition met sûrement le malade à l'abri de crises ultérieures.

Observation XXIX (résumée)

(M. Loison, *Revue de chirurgie*, 1895, page 5)

Lad..., soldat, opéré le 11 septembre 1890 à l'hôpital militaire de Tunis pour une appendicite ulcéro-perforante et péritonite suppurée, consécutive à localisation ilio-inguinale, guérit après avoir conservé jusqu'au 18 octobre une fistule qui se ferme spontanément et complètement et part en congé de convalescence de deux mois.

Rentré le 15 mars 1893 à l'hôpital militaire de Tunis, il est porteur d'une éventration qui s'est produite au milieu de la cicatrice opératoire. La hernie s'est développée progressivement et il existe au niveau de la fosse iliaque droite une tumeur ovalaire du volume du poing à grand axe oblique, mesurant dix centimètres de long sur sept centimètres de hauteur.

La ligne de cicatrice n'occupe pas tout à fait l'équateur de la masse : elle est un peu rapprochée du pôle supérieur; étalée, lisse, de coloration rouge cuivré, elle mesure deux centimètres dans sa plus grande largeur. Au niveau de la côte cicatricielle, la peau est fortement distendue : en la plissant entre les doigts on parvient facilement à se rendre compte de sa minceur et l'on sent immédiatement l'intestin sous cette membrane épaisse de deux ou trois millimètres au maximum. Anatomiquement le feuillet cicatriciel doit être constitué par le péritoine et le derme cutané, recouverts d'une mince couche d'épiderme aplati. La tumeur est molle, sonore et très facilement réductible. L'anneau herniaire très large à bords nettement circonscrits, admet facilement quatre doigts. Dans le décubitus horizontal la réduction se fait spontanément et complètement, mais dès que le sujet prend la position verticale, la hernie se reproduit sans qu'il ait besoin de faire le moindre effort. Les fonctions digestives s'accomplissent normalement et le malade n'éprouve ni gêne, ni douleur au niveau de sa tumeur.

Le 27 mars. — Chloroformisation. — Avec le bistouri, on pratique une incision ovalaire encadrant la cicatrice ; passant à 1/2 centimètre environ de ses bords et ne comprenant que l'épaisseur du derme, puis on enlève par dissection au bistouri le morceau de peau ainsi circonscrit, en rasant la face profonde du derme et en dédoublant le mince feuillet constitué par la cicatrice. La résection de l'ovale dermo épidermique terminée, on incise le tissu cellulaire sous cutané à ras des lèvres de la plaie ; on pénètre jusqu'à l'aponévrose du grand oblique, on décolle de la périphérie vers le centre la face profonde du tissu cellulaire de la face superficielle du grand oblique jusqu'au delà des bords de l'anneau fibreux aponévrotique qui constitue le collet herniaire. L'on a ainsi isolé une plaque de tissu cellulaire formant en quelque sorte corolle autour des étamines que représenterait le tissu cicatriciel. Cette corolle a naturellement une forme ovoïde à grand axe parallèle à celui de la cicatrice; elle se compose de deux pétales, l'un supérieur, l'autre inférieur, bien étalés et convexes. On soulève ces deux pétales, on ferme la corolle en accolant leurs faces internes, puis l'on repousse toute la masse en arrière de l'anneau fibreux aponévrotique.

Il est alors facile de juxtaposer avec une pince à dents de souris les deux bords de cet orifice et de les maintenir accolés par une série de points de suture entrecoupés à la soie. Un second point de suture au crin de Florence réunit les lèvres de l'incision cutanée laissant libre l'angle supérieur externe de la plaie dans lequel est placée une mèche de gaze enduite de vaseline iodoformée pour assurer le drainage. Enveloppement du ventre dans un pansement compressif aseptique.

Dans la nuit du 28 mars, le malade a eu quelques vomissements chloroformiques sous l'influence desquels le pansement s'est un peu déplacé et a été traversé par du liquide séro sanguinolent sorti par l'orifice du drainage. On le renouvelle, on remplace la mèche de gaze par un tube à drainage en caoutchouc et l'on saupoudre d'iodoforme la ligne de réunion. Léger mouvement fébrile dans la soirée (38°2) semblant indiquer une infection de la plaie, mais les jours suivants la température reste normale et on ne touche pas au pansement.

Le 2 avril, pansement; il s'écoule un peu de pus par le drain et quelques points de suture superficiels sont ulcérés; le drain est nettoyé, raccourci d'un centimètre, puis replacé.

Le 4 avril, enlèvement des points de suture cutanés, les lèvres de l'incision sont réunies, sauf au niveau de l'orifice de drainage, par où s'écoule toujours un peu de pus. Suppression du drain et pansement compressif.

Les jours suivants, la suppuration persiste et comme l'adhésion à l'aponévrose de la face profonde de la peau n'a pas eu lieu, on assure le drainage du point de suppuration sous cutané au moyen de crayons d'iodoforme. La cicatrisation ne fut complète que le 10 mai et arriva après l'élimination de trois points de suture profonds à la soie.

Après la fermeture de la plaie, nous continuâmes pendant quelques jours l'application d'un pansement compressif pour soutenir la cicatrice, puis nous fîmes confectionner au malade un ceinture spéciale en coutil. Cette ceinture, assujettie par une sous-cuisse, présentait, fixée à sa face interne, une pelote ovalaire de la longueur de la cicatrice, constituée par une couche de ouate tassée, de 2 centimètres d'épaisseur, à surface à peine convexe, de façon à soutenir la cicatrice sans la déprimer.

La cicatrice cutanée est linéaire et plate : on ne sent pas d'éraillure à travers l'aponévrose du grand oblique dont les lèvres paraissent avoir adhéré l'une à l'autre; on ne perçoit aucune impulsion pendant la toux. Lorsque le malade est habitué au port de sa ceinture, il quitte l'hôpital et reprend son service. Quelques mois plus tard, il se forma une légère saillie du volume d'un œuf de pigeon à la partie externe de la cicatrice, au niveau de l'ancien orifice de drainage. Craignant que, sous l'influence de la vie militaire, l'éventration ne se produisit à nouveau, on présenta le malade devant la commission de réforme et il fut renvoyé dans ses foyers.

M. Loison fait de son opération, relativement à la cure de l'éventration, les réflexions suivantes :

« Dans notre observation, nous avons affaire à une hernie intestinale adhérente, les anses limitant en dedans et en arrière le foyer de péritonite suppurée ilio inguinale s'étaient réunies par des adhérences fibreuses avec le péritoine pariétal et avec le tissu de cicatrice qui comblait la plaie d'incision.

Lorsque cette cicatrice se dilata sous l'influence de la poussée abdominale, les anses intestinales accolées à sa face profonde sortirent au dehors par la large boutonnière circonscrite par les fibres aponécrotiques du muscle grand oblique.

Pour traiter les éventrations cicatrisées, J.-L. Championnière fait la lapatatomie, détache les adhérences, puis reconstitue la paroi par trois plans de sutures. Pour consolider la fermeture, il emploie un point de suture spécial qui lui permet de faire glisser l'une sur l'autre et de fixer dans cette position les deux lèvres de l'aponévrose du grand oblique circonscrivant l'orifice herniaire.

Dans notre opération, nous nous sommes contenté de juxtaposer par des points de suture séparés, à la soie, les bords de l'orifice aponévrotique; il eût peut-être été préférable d'employer les points de suture Championnière, bien que nous ayons eu avec notre manière de faire un résultat suffisant.

Mais devions-nous ouvrir le péritoine, tenter de détacher ces adhérences des anses à la paroi et des anses entre elles? Une dissection lente et prudente nous eût sans doute permis d'atteindre ce but, mais nous aurions risqué de produire des dégâts inutiles pour arriver finalement à voir la surface de l'intestin dénudé aller se ressouder en un autre point et produire peut être par coudure ou torsion des phénomènes d'obstruction qui n'existaient pas en l'état actuel.

Notre conduite nous semble par conséquent rationnelle : nous avons évité des difficultés opératoires peut-être invincibles qui auraient pu nous amener en fin de compte à rentrer dans l'abdomen les anses intestinales avec la plaque de séreuse qui leur adhérait.

Mieux valait, croyons-nous, prendre tout d'abord ce parti : sans ouvrir le péritoine. Nous avons conservé tout le tissu cellulaire sous cutané que nous avons refoulé en arrière de l'aponévrose du grand oblique, de façon à intercaler dans l'épaisseur de la paroi abdominale une sorte de pelure organique destinée à lutter contre la pression des viscères et à supprimer tout godet péritonéale qui eût pu servir d'amorce à une hernie ultérieure. Pendant les vomissements et l'agitation qui suivirent la réaction chloroformique, le pansement glissa, la plaie s'infecta par le trajet des drains et nous eûmes une suppuration sous cutanée qui amena l'élimination de quelques points de suture et la réunion en fut un peu moins solide.

Lorsque après six semaines de repos au lit, l'opéré fut autorisé à se lever, on lui fit poser un bandage en coutil, avec pelote d'appui pour sa cicatrice.

Observation XXX (inédite)

Éventration et adhérences intestino-épiploïques à la suite d'une opération d'appendicite : cure radicale. — Guérison par le Dr L. Monnier, chirurgien de l'hôpital Saint-Joseph.

A... Louise, dix-sept ans, est atteinte en janvier 1895, d'une attaque franche d'appendicite qui nécessita une opération d'urgence. Le chirurgien trouva un abcès du volume d'une orange ; la résection de l'appendice ne put être faite, ni même la réunion complète des lèvres de l'incision : on dut drainer avec des mèches de gaze iodoformée. Au bout de deux mois la malade sortit avec une fistulette : celle-ci disparut le 15 avril.

après l'ablation de quelques points de suture profonds ; mais dix jours plus tard survient un nouvel abcès qui s'ouvre et se ferme en quinze jours.

Au cours de juillet, Mlle A... aperçoit au niveau de la moitié de la cicatrice une « grosseur » allongée, augmentant par la marche, par l'effort et la station debout.

État actuel (1 déc. 1895). — Bon, généralement. Dans le flanc droit forte voussure de 6 à 7 centimètres de long, sur 2 centimètres de large, surtout marquée quand la malade est debout ; elle est constituée par la cicatrice opératoire et présente tous les caractères d'une hernie : disparition par la pression ou même par le simple décubitus dorsal ; augmentation et durcissement dans les efforts de toux.

La pression profonde sent nettement l'absence de parois résistantes en ce point et les doigts peuvent pénétrer dans la cavité abdominale. De plus, douleurs spontanées sous forme de tiraillements.

5 décembre. — Anesthésie, antisepsie soignée de la région. Incision longitudinale sur la saillie de 7 centimètres ; ouverture rapide du péritoine car la paroi n'a en ce point que 2 millimètres d'épaisseur, mince tout particulièrement dans le milieu de la saillie. Le péritoine ouvert, on aperçoit deux adhérences à la cicatrice elle même, l'une de l'extrémité de l'appendice, l'autre d'une mince et étroite frange épiploïque. — Désinsertion de l'appendice parfaitement sain du reste, aussi ne le réséquons nous pas ; nous rapprochons les bords de la section de la tunique péritonéale, afin de la reconstituer complètement et de prévenir toute adhérence ultérieure : ligature de la bride épiploïque à sa base et résection.

Quand à la cure radicale de l'éventration, nous la pratiquons ainsi : ablation avec des ciseaux de dix à douze millimètres de chaque bord de la plaie ; dédoublement de la paroi, ce qui permet d'avoir un premier plan séreux, de suture en surjet au catgut ; puis, comme il a été impossible de trouver un plan aponévrotique en dehors, suture au crin de Florence, à anses séparées, comprenant la peau, la couche conjonctive sous-jacente, les aponévroses et le surjet péritonéal ci dessus mentionné. Quelques points superficiels complètent cette fermeture. — Pansement antiseptique.

12 décembre. Absence complète de réaction. — Ablation des fils ; réunion parfaite.

25 décembre. — Va très bien. — Se lève depuis le 18. — Exeat.

Revue le 5 novembre 1898. Va bien, pas de hernie.

Observation XXXI (inédite)

Par le Dr L. Monnier, chirurgien de l'Hôpital Saint Joseph

Éventration, suite d'opération d'appendicite. — Cure radicale. — Guérison.

F. Victor, 15 ans, verrier, entre le 11 décembre 1893 à l'Hôpital Saint Joseph pour une vaste éventration dans le flanc droit. En janvier de cette année, il a été atteint d'une appendicite grave, suppurée ; opération habituelle pratiquée dans un hôpital : il faut laisser un tube à demeure ; le reste de la plaie est suturé ; le tube est enlevé au bout de quinze jours ; une fistulette persiste durant un mois et disparait.

En juillet, on remarque une saillie au niveau de la cicatrice ; elle augmente peu à peu, indolente du reste et oblige l'enfant à venir en réclamer l'ablation.

19 décembre. — Anesthésie, antisepsie méticuleuse, incision de toute la cicatrice : ouverture du péritoine ; on constate alors une simple et courte adhérence de l'intestin au péritoine pariétal ; on la fait disparaitre.

Suture pour fermer cette petite plaie péritonéale. Résection de deux centimètres 1/2 à trois centimètres 1/2 de la peau, sur les deux bords de la plaie, soit cinq à sept centimètres en tout, suture du péritoine en surjet au catgut. Suture de la paroi entière, y compris le surjet précédent avec des anses de crins séparés. Quelques points superficiels complètent la restauration.

21 décembre. — Agitation ces jours-ci, puis calme ; apyrexie complète ; indolence.

26 décembre. — A continué de bien aller. Premier pansement ; ablation d'une partie des fils, réunion parfaite.

31 décembre. — Ablation du reste des fils. Cicatrisation complète.

3 janvier. — Se lève.

7 janvier. — Exeat, avec ceinture abdominale à pelote.

Observation XXXII

(In th. de Mlle Gordon, Paris 1896)

Appendicite perforante avec abcès péri-cæcal — Incision iliaque. — Guérison avec éventration. — Cure radicale de l'éventration et résection à froid.

Julia L..., huit ans, entrée le 1er février 1894 à la salle Giraldès, sortie le 16 avril. Pas d'antécédents particuliers. Début le 28 janvier par de la céphalalgie, des douleurs abdominales, surtout du côté droit, de la constipation et des vomissements. Même état à l'entrée. On constate un empâtement profond dans la fosse iliaque droite, qui est très douloureux à la pression. Ouverture et drainage de l'abcès. Sort guérie le 16 avril. Rentre, le 6 novembre 1894, dans le service pour une éventration. Le 19 novembre, résection de l'appendice à froid suivant le procédé classique.

L'appendice est perforé au bout et dilaté. Aucune adhérence dans cette région. Cure radicale de l'éventration. Sort guérie le 8 janvier. Revue le 26 février 1896. Abdomen normal à tous les égards; cicatrice parfaite.

Observation XXXIII

(In Thèse de Jacob, Paris 1896)

Appendicite perforante avec péritonite généralisée. Laparatomie iliaque et résection de l'appendice par M. Broca. — Guérison. — Éventration. — Cure radicale.

Louis S..., onze ans, sans antécédents, pathologiques, a été pris subitement, le 28 avril 1894, de douleurs dans la fosse iliaque droite et dans la cuisse correspondante, sans vomissements, mais avec perte de l'appétit. Reçu en médecine et traité par le Dr Moizard comme appendicite, jusqu'au 26, où l'on constate l'existence d'une péritonite généralisée. Incision parallèle à l'arcade crurale. Pus roussâtre, d'odeur fécaloïde. Anses intestinales rouges, couvertes de fausses membranes, l'appendice, situé en dedans du cæcum, plonge un peu dans le bassin; attiré au dehors, on constate que son extrémité périphérique est gangrénée et perforée; il est réséqué. A l'intérieur, un calcul stercoral. Drainage, pansement. Suites normales. Sort guéri le 3 juin. Le 27 avril 1895, cure radicale de l'éventration.

Cicatrice parfaite.

Observation XXXIV

(In th. de Mlle Gordon, Paris 1896)

Appendicite aiguë avec péritonite purulente enkystée. Laparatomie iliaque. — Guérison avec éventration. — Cure radicale de l'éventration et résection de l'appendice à froid.

Henri B..., onze ans, entré le 21 mai 1895, sorti le 1er août. Rougeole à cinq ans, fluxion de poitrine à sept ans. Bonne santé et fonctions digestives normales. Le 18 mai, il est pris subitement de frissons et de douleurs abdominales surtout vives dans la fosse iliaque droite. Le lendemain: purgations et sangsues, qui soulagent un peu; pas de constipations. Le 20, reprise de douleurs et fièvre intense, 40°2. Aucun changement jusqu'au 21. A ce moment, le ventre se météorise.

L'enfant est amené dans cet état à l'hôpital et aussitôt opéré. L'incision iliaque ouvre une poche limitée par des adhérences peu résistantes. Drainage et pansement. Le 1er août, sort entièrement guéri. Entré de nouveau le 8 octobre 1895 et opéré d'éventration. En même temps appendicectomie à froid. L'appendice recourbé sur lui même, court, dur, ne contient pas de calcul. Revu le 16 janvier 1896, parois en bon état.

Observation XXXV

(In th. de Mlle Gordon, Paris 1896)

Appendicite aiguë avec péritonite purulente localisée. — Laparatomie latérale. — Fistule. — Cure radicale de l'éventration et appendicectomie à froid. — Guérison.

Wilhem Alb..., dix sept ans, entré le 21 février 1895, salle Denonvilliers, sorti le 9 avril. Antécédents personnels : rougeole et coqueluche. Est gros mangeur et souffre souvent de coliques, mais fonctions digestives bonnes. Début brusque le 22 février à quatre heures du matin par de violentes douleurs abdominales localisées à la fosse iliaque droite.

Se lève néanmoins ; mais, étant repris de douleurs et de céphalalgie, il s'alite ; vomissements bilieux pendant toute la journée et frissons dans la nuit. A l'entrée, abattement, T. 40° pouls 100, plein ; faciès bon, langue saburrale ; à la palpation du ventre, douleur très vive sur une ligne parallèle à l'arcade crurale.

Empâtement profond à ce niveau. Le 25, incision et évacuation d'une collection purulente bien limitée. Drainage, pansement, suites normales. Le 7 mars, il sort de la fistule une concrétion fécale allongée de la grosseur d'un noyau d'olive.

Le 6 avril, plaie complètement cicatrisée, sort le 9. Le 7 juillet, cure radicale de l'éventration et résection de l'appendice suivant le procédé classique. Celui ci, placé en arrière du cæcum est réduit à un petit cordon amputé à son sommet pas d'adhérences autour de lui. Exeat le 26 juillet. Complètement guéri.

CONCLUSIONS

Il peut se présenter, consécutivement aux opérations d'appendicite des complications nombreuses et de divers ordres :

I. — On observe des accidents d'origine septique qui peuvent intéresser tout l'organisme (septicémie péritonéale diffuse) tout le péritoine (péritonite généralisée ou polyenkystée de Nélaton), une partie seulement du péritoine, le plus souvent au voisinage du caecum (péritonite localisée) ou, simplement, le foyer opératoire.

II. — Dans ce dernier cas, la suppuration peut être entretenue dans la plaie par une fistule stercorale affectant l'appendice, le caecum ou l'iléon, par un moignon appendiculaire infecté ou ulcéré, ou par un corps étranger.

III. — De l'état général de l'individu et de l'état local de la plaie dépend la marche de la cicatrisation.

IV. — Lorsque la suppuration persiste, entretenue par l'une des causes ci-dessus mentionnées, elle donne lieu à la formation de fistules qui peuvent être stercorales, pyo-stercorales ou purulentes.

V. — Parmi ces fistules, les unes guérissent spontanément, plus ou moins rapidement ; les autres persistent, nécessitent une intervention et ne disparaissent que par la suppression de la cause qui les entretient.

VI. — La tuberculose affecte souvent le caecum en même temps que l'appendice et donne fréquemment lieu à des fistules intarissables. La résection du caecum est parfois nécessaire pour obtenir leur guérison.

VII. — L'actinomycose affecte souvent l'appendice et s'étend ordinairement au caecum et à toutes les parties voisines jusqu'à la peau. Elle donne lieu à des fistules ordinairement nombreuses et peu profondes, précédées, en leur point d'apparition d'une tache bleu violet.

VIII. — Le traitement de ces fistules devra toujours être précédé d'un examen bactériologique du pus.

IX. — D'autres accidents peuvent survenir chez les opérés d'appendicite ; ce sont les récidives vraies, lorsque l'appendice n'a pas été enlevé, les récidives fausses qui se présentent sous forme de tuméfaction ganglionnaire de la fosse iliaque, d'obstruction intestinale ou d'étranglement vrai ; enfin les éventrations.

X. — Le traitement prophylactique des récidives vraies consiste dans la résection de l'appendice. Celui ci devra être cherché et enlevé le plus souvent possible, en évitant toutefois de détruire les adhérences qui protègent le péritoine ; cette destruction pouvant amener l'inoculation de la séreuse et, dans certains cas, l'ouverture des anses intestinales. Le traitement de la récidive consistera à faire une seconde opération.

XI. — La tuméfaction ganglionnaire iliaque sera traitée médicalement si elle ne détermine pas d'obstruction. S'il y a obstruction ou étranglement, ceux ci seront traités par destruction des adhérences et des brides péritonéales.

XII. — Les éventrations se produisent moins souvent à froid qu'à chaud. Il y aura donc toujours lieu d'opérer à froid, quand la marche des accidents aura permis de temporiser. Quand l'opération aura été faite à chaud, il faudra drainer le moins longtemps possible.

On attendra, avant d'intervenir, un temps suffisamment long pour être assuré de la guérison complète, comme M. Quenu, ou bien, l'on fera de parti pris et délibérément l'appendicectomie en même temps que la cure radicale de l'éventration.

La réparation se fera par l'excision de la cicatrice, l'avivement des lèvres de la plaie, et leur suture par plans.

Le meilleur procédé pour éviter les éventrations est celui de Jalaguier.

INDEX BIBLIOGRAPHIQUE

AYNÈS. — Recherches et considérations sur la typhlite et l'appendicite tuberculeuses. (*Th. de Bordeaux*, 1896). — *Annals of surgery*, 1895, 2e sem., p. 178 et 726. — *Annals of surgery*, 1895. Appendicitis followed by intestinal fistula. — 2e sem., 1896 p. 188 à 302. Operation for relief followed by fetal fistula of small intestine.

BARBET. — Quelques cas anormaux d'appendicite (*th. Paris*, 1898).

BARNSBY. — Appendicite et annexite : coexistence de ces deux affections (*th. Paris*, 1898).

BEAUSSENAT. — Appendicite expérimentale. (*th. Paris*, 1898).

BERTHELIN. — Abcès du foie dans l'appendicite (*th. Paris*, 1895).

BERGER, TUFFIER, SCHWARTZ. — *Bulletin Société de chirurgie*, 1891, p. 625.

BRUN, TUFFIER, RECLUS. — Discussion. — *Bulletin Société de chirurgie*, 1895, p. 163, 523.

CABEL. — Contribution à la résection de l'anse ilio-cæcale (*th. Paris*, 1898).

CULIANU. — Quelques considérations d'ordre pratique sur le traitement de l'appendicite (*th. Paris*, 1898).

CAUZE. — Des éventrations spontanées et de leur traitement chirurgical (*th. Paris*, 1898).

DEAVER. — *Semaine méd.*, 11 mai 1898.

DEMOULIN. — Exposé des titres et travaux scientifiques, Paris, 1898.

DORMOY. — Appendicite à forme pelvienne, *th. de Lyon*, 1898.

DUPLAY ET RECLUS. — Traité de chirurgie, 2e *édition*, 1898, p. 673.

DIEULAFOY. — Cliniques de l'Hôtel-Dieu, 1897.

ESSAULT. — L'appendicite particulièrement à siège pelvien (*th. Paris*, 1898).

EMERSON BREWER. — *Annals of surgery*, 2e *sem.* 1898, p. 366-377.

FABRE. — Appendicite forme néoplasique (*th. Paris*, 1898).

Mlle GORDON. — Appendicite chez l'enfant (*th. Paris*, 1897).

GUINARD. — Traité de chirurgie de Le Dentu et P. Delbet, *t. VII*.

HINGLAIS. — Essai sur l'actinomicose appendiculo-cæcale, (*th. de Lyon*, 1897).

HOTCHKISS. — Annals of surgery, 2 *sem.*, 1896.

JARCY. — Contribution à l'étude de l'appendicite pendant la grossesse et les suites de couches (*th. Paris*, 1898).

FOURNION. — Appendicectomie, (*th. Paris*, 1898).

LAIZE. — Étude sur les abcès enkystés péritonéaux secondaires dans l'appendicite, (*th. Paris*, 1898).

LEGUEU. — Monographie de l'appendicite, Paris, 1897.

LOISON. — De l'appendicite ulcéro-perforante, *Rev. chir.*, 1895, p. 1.

Mlle MAYER. — Pathogénie de l'appendicite à répétition (*th. Lausanne*, 1898.

MONOD ET VANVERTS. — Sur l'appendicite, Paris, 1897.

MONOD. — *Bull. Soc. Chir.*, 1891, p. 635.

PETIT. — Pathogénie de l'appendicite (*th. Montpellier*, 1897.

PHOCAS. — Appendicite et péritonite appendiculaire (*th. Paris*, 1898).

PICARD. — Les abcès à distance dans l'appendicite (*th. Paris*, 1898).

POTHERAT. — Congrès chirurgie, 1895, p. 117.

RECLUS. — Cliniques chirurgicales de la Pitié, Paris, 1894.

RECLUS. — Leçon clinique sur le trait d'appendicite *Sem méd*, *11 mai*, 1898.

RICHARDSON. — *American journal of médical sciences*, 1891, p. 21

SONNENBURG. — *Rev. de chir.*, 1895, p. 811

SEGELMAN. — Contribution à l'étude des Hernies de l'appendice, *th. Paris 1898*

SIRON. — De l'intervention précoce dans les péritonites aiguës diffuses d'origine appendiculaire (*th. Paris 1898*).

SCHWOB. — Les altérations intestinales au cours de l'obstruction chronique (*th. Paris 1898*).

SONNENBURG. — Pathologie und therapie des perityphlis. Leipzig. Vogel, 1897.

TALAMON. — Appendicite et périphlite, 1892

TUFFIER. — *Bul. Soc. Chirurgie*, 1894, p. 52.

WALTHER, BRUN, TUFFIER, JALAGUIER, QUÉNU, RECLUS, PONCET. ROUTIER. Discussion, *Soc. Chir.* 1896, p. 711 à 837.

WEISS. — *Rev. chir.* juillet 1898.

VELLES. — Abcès ombilicaux d'origine appendiculaire. (*th. de Lyon* 1896.

WEINBERG. — Résumé des lésions histologiques des formes communes de l'appendicite, *th. Paris* 1898.

BUZANÇAIS, IMP. DEVERDUN ET JAGUIN.

BUZANÇAIS (INDRE), IMPRIMERIE DEVERDUN ET JAGUIN

www.ingramcontent.com/pod-product-compliance
Ingram Content Group UK Ltd.
Pitfield, Milton Keynes, MK11 3LW, UK
UKHW020242220726
13923UKWH00002B/784

9 782016 181034